AF468819

Dr Marcel Manheimer

Interne des Asiles de la Seine
Et de la Clinique des maladies mentales
Ancien interne de la prison de Saint-Lazare
Médaille de bronze de l'Assistance publique
Mention honorable de la société Médico-Psychologique
(Prix Esquirol 1897)
Professeur à l'Association Philotechnique
(Son Lycée Condorcet)

LE GÂTISME

au cours des

ÉTATS PSYCHOPATHIQUES

BIBLIOTHÈQUE NATIONALE RF IMPRIMÉS

Paris, FÉLIX ALCAN, *éditeur*, 1897

8° T86 724 d

Récompensé par la Faculté de méd
et l'Académie de Médecine (mem

Hommage de l'auteur
à la
Biblioth. Nationale

[signature]

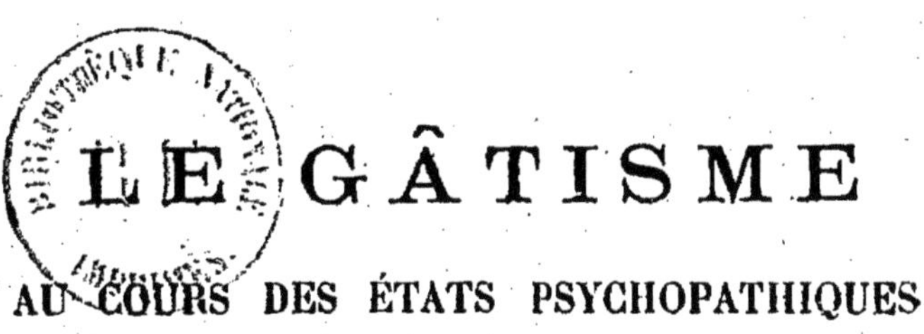

LE GÂTISME

AU COURS DES ÉTATS PSYCHOPATHIQUES

8° Td 86 724

S 152.574

DU MÊME AUTEUR.

Un cas d'urticaire. — Leçon du Dr Descroizilles, médecin en chef des Enfants Malades. (*France Médicale*, 7 août 1891).

Deux cas de taenia chez de très jeunes enfants. — Leçon du Dr Descroizilles (*Mercredi médical*, 26 août 1891).

Un cas de fièvre typhoïde infantile au début. — Hydrocéphalie avec accidents convulsifs. — Leçon du Dr Descroizilles (*Gazette des hôpitaux*, 8 octobre 1891).

Un nouveau type de paralysie asssociée des mouvements horizontaux des yeux. — Observation dans le travail de M. Sauvineau. (*Bulletin médical*, 19 mai 1895).

Un cas d'œdème des mains chez un mélancolique. — (*Tribune médicale*, 25 juillet 1893).

Deux observations de troubles vaso-moteurs d'origine hystérique (œdèmes multiples, horripilation). — (*Archives de Neurologie*, septembre 1893).

Peur obsédante de Rougir. — (*Médecine Moderne*, 27 janvier 1897).

Les idées de suicide chez les Hypocondriaques mélancoliques (en collaboration avec M. Cololian). — Mémoire récompensé par la Société Médico-psychologique.

LE GÂTISME

AU COURS

DES ÉTATS PSYCHOPATHIQUES

BIBLIOTHÈQUE NATIONALE
BF
DON
132686

PAR

Le Dr MARCEL MANHEIMER

INTERNE DES ASILES DE LA SEINE
ET DE LA CLINIQUE DES MALADIES MENTALES
ANCIEN INTERNE DE LA PRISON DE SAINT-LAZARE
MÉDAILLE DE BRONZE DE L'ASSISTANCE PUBLIQUE
MENTION HONORABLE DE LA SOCIÉTÉ MÉDICO-PSYCHOLOGIQUE (Prix Esquirol 1897)
PROFESSEUR A L'ASSOCIATION PHILOTECHNIQUE (Son Lycée Condorcet)

PARIS
FÉLIX ALCAN
ÉDITEUR

1897

AVANT-PROPOS

L'intérêt, théorique et pratique, des troubles fonctionnels des sphincters, particulièrement envisagés dans leur pathogénie et leur séméiologie, contraste avec la rareté extrême et vraiment inattendue des travaux d'ensemble et même des documents les plus simples, aussi bien dans nos auteurs que dans la littérature étrangère. Il est permis de croire qu'en les étudiant on fait œuvre tant soit peu originale, digne d'indulgence par cela même.

Nous serions trop heureux, en tous cas, si l'on pouvait ici, — malgré de nombreuses imperfections, imputables en partie à la difficulté du sujet, — retrouver quelque trace de l'enseignement de nos maîtres dans les Hôpitaux et les Asiles parisiens.

Parmi ces maîtres aimés, nous remercions, dans un profond sentiment de reconnaissance et de respect : M. le Dr Descroizilles, qui fut notre premier guide, MM. les Drs Schwartz, Balzer, MM. les professeurs Debove et Dieulafoy, dont nous avons été successivement l'externe (Hôpital Necker, Andral, Enfants-Malades, Ricord, Cochin); M. le Dr Leblond (Internat de Saint-Lazare, 1894); M. le Dr Dubuisson (Internat, 1895); M. le Dr Dagonet; M. le

SOMMAIRE

1° Acquise (perte, dépression, hypertrophie, transformation); — 2° Innée. — Les simulateurs.

TROISIÈME PARTIE

LES GÂTEUX A L'ASILE.

Influence de l'internement et de l'isolement cellulaire. — Nécessité de l'observation par le personnel de surveillance.

CONCLUSIONS.

Importance thérapeutique, diagnostique, et pronostique de cette étude.

GÉNÉRALITÉS

Alors que dans tous les traités de Séméiologie mentale ou nerveuse, on accorde une place, avec raison très grande, aux symptômes organiques, comme les convulsions, les hémiplégies, à côté des complexus purement psychiques (idées de suicide, exhibitionnisme, etc...), il est étonnant qu'un symptôme comme le *Gâtisme,* qui tient à la fois de la Neurologie et de la Psychiâtrie, n'ait pas encore été l'objet d'une étude d'ensemble. On ne peut objecter la rareté du symptôme : on le rencontre dans une foule d'états cérébro-nerveux. Ce n'est pas non plus qu'il soit, en général, d'une forme difficile à observer, encore que son appréciation soit souvent délicate. Et certes, nous ne voyons pas trop ce qu'on pourrait alléguer en faveur de cet ostracisme...

Peut-être n'est-on guère disposé à étudier ces sujets qui portent en eux quelque chose de pénible? Mais passons sur cette excuse, qui n'en est évidemment pas une pour un médecin. — La vérité, c'est qu'en général, on se laisse dominer par cette idée profondément déprimante que, dans tous les cas de gâtisme, la thérapeutique ne peut être que symptomatique et surtout que prophylactique.

Certes, nous n'assurerions point que l'étude plus approfondie du gâtisme pourrait sûrement mener à des considérations quelque peu utiles au point de vue de son traitement rationnel, pathogénique; mais l'étude du gâtisme, telle qu'elle est, avec son insuffisance de données, nous semble encore d'un intérêt assez puissant.

1° On comprend que, **au point de vue médical pur**, la discussion du diagnostic, et surtout la détermination du pronostic de l'affection mentale, se trouvent souvent profondément modifiées par l'apparition de ce nouveau symptôme.

2° Il est, d'autre part, extrêmement curieux de voir, au cours des psychoses, cette manifestation, singulière sans doute, de l'activité cérébrale, se développer avec autant de rapidité et de force, en dépit de l'éducation antérieure de l'individu, imprimant souvent aux tendances psychiques un masque de grossièreté, contre laquelle se heurteraient en vain les objurgations des parents ou du médecin. Il y a là toute une série de **problèmes psychologiques** intéressants.

3° Enfin, par les études, qui s'y rattachent, du personnel de surveillance, des procédés de couchage et d'aération, de la construction de pavillons spéciaux, etc., c'est une **question administrative** au premier chef.

Définition. — Il semble que tout le monde s'entende exactement sur la valeur du terme Gâtisme, qui est d'un usage courant. Il n'en est rien.

Pour certains, est gâteux tout individu qui n'a même que de l'incontinence urinaire. Pour d'autres, il faut qu'il y ait incontinence à la fois vésicale et rectale. D'autre part, il est singulier de voir beaucoup d'auteurs faire encore de gâtisme le synonyme de démence. La confusion est trop visible: Ira-t-on donner au mot de démence la vaste signification qu'il a dans le langage judiciaire? Il ne faut, prendre cette dénomination que dans le sens précis qu'elle a en Psychiatrie, c'est-à-dire l'affaiblissement plus ou moins prononcé des facultés morales et intellectuelles. Eh bien! il est d'autres malades que les déments qui présentent de l'incontinence sphinctérienne. Que ce soit par desprocessus très différents, cela est certain. Il n'en est pas moins vrai qu'ils sont, au point de vue des mesures de surveillance et de traitement, de véritables gâteux, temporaires ou non, curables ou définitifs. C'est, d'ailleurs, la manière de voir adoptée aujourd'hui par tous les auteurs.

Gâteux temporaires! Gâteux curables! voilà des mots qui, malheureusement encore pour beaucoup de médecins, paraissent être d'un rapprochement impossible! Il en est ainsi cependant. — Et l'on doit autant que possible aider à dissiper ces préjugés.

Nous comprenons donc par Gâtisme *l'incontinence ano-vésicale, ou seulement anale, ou seulement vésicale, pourvu que dans ce dernier cas l'incontinence anale puisse s'ajouter, occasionnellement, par les mêmes processus* (ce qui élimine l'incontinence d'urine essentielle).

Mais voici un phénomène nouveau: à côté de la simple évacuation des réservoirs et s'y rattachant, nous voyons chez certains gâteux apparaître des mouvements adaptés à un certain but, qui prennent plus spécialement la forme de la lacération de vêtements et surtout du *barbouillage*

Les malades barbouilleurs, bien connus des aliénistes, sont ceux qui se couvrent de leurs excréments, par maladresse quelquefois, volontairement le plus souvent. On les étudie quelquefois en même temps que les gâteux, quoique la nature des mouvements diffère, tout au moins morphologiquement, dans les deux genres. Les processus de barbouillage sont des plus intéressants, en ce qu'ils traduisent les mêmes processus d'incontinences ou d'excitation qui amènent le gâtisme proprement dit; en ce qu'ils soulignent, amplifient le phénomène initial dont ils dérivent, et qu'ils compliquent, permettant ainsi, bien souvent, de remonter plus facilement aux données pathogéniques. On peut donc être amené à les étudier occasionnellement, et chemin faisant, mais nous ne saurions trop insister, avec M. Magnan, sur ce point, qu'il faut établir entre le Barbouillage et le Gâtisme proprement dit, une distinction plus nette qu'on ne le fait généralement.

Les Avantages d'une Etude d'Ensemble. — L'objet de notre étude étant ainsi compris et défini, nous devons avouer qu'il paraît vraiment impossible de trouver une forme de psychopathie qui ne puisse, à un certain moment de son évolution, s'accompagner de gâtisme ou de barbouillage. Certes, le gâtisme ne constitue pas une affection *sui generis*: c'est un symptôme d'affections très diverses, et Schüle (1) répète qu'il l'a observé chez une très grande partie de ses malades, aussi bien — pour suivre la classification allemande — dans les états d'imper-

1. Schüle. *Traitement du Gâtisme. Allgemeine. Zeitschrift für Psychiatrie*, Bd. 37. 1881, p. 670.

fection et de dégénérescence psychique que dans les vésanies évoluant dans des cerveaux complètement valides. Mais un de nos grands aliénistes français, Girard de Cailleux (1), a très bien dit que c'était précisément à cause de cette grande variété étiologique, qu'il fallait s'attacher à bien apprécier la nature de l'affection causale.

Voici, d'autre part, une objection plus grave : pour tous les auteurs que nous avons consultés, et en particulier, pour Schüle, le développement du gâtisme et de ses modalités différentes trouverait place de préférence dans la description de chaque groupe ou sous-groupe.

Nous n'oserions point aller contre une telle opinion, et nous reconnaissons volontiers que la place du gâtisme est absolument marquée, chemin faisant, aux divers chapitres de nosologie mentale. Mais cela doit-il exclure forcément une vue d'ensemble, un essai de psychogénie générale, une tentative, en quelque sorte, de séméiologie ?

Voici, de fait, ce qui arrive généralement :

1° A propos de chaque affection spéciale, on mentionne bien le symptôme gâtisme ; mais on ne s'explique nullement à son égard. Ce qui donne à entendre que le gâtisme se produit toujours dans les mêmes conditions, ce qui n'est certainement pas exact.

2° On n'attire pas suffisamment l'attention du médecin traitant sur un symptôme qui, théoriquement, a une valeur régressive importante à noter et qui, pratiquement, imprime une direction spéciale à la surveillance et aux

1. Girard de Cailleux. *Des gâteux dans les asiles d'aliénés. Ann. Med. Ps.* 1853, I, p. 596.

soins à donner aux malades. La preuve, c'est qu'on le voit rarement signalé dans les observations — même les plus complètes — de neurologie (Charrin) (1).

Nous pensons donc que ces raisons, à défaut d'autres, suffiraient largement à légitimer une étude d'ensemble.

Allons plus loin. Non-seulement, au cours de cette étude, nous trouverons à décrire des formes spéciales, mais nous tenterions même volontiers de chercher si, par des processus psychogéniques généraux, on ne pourrait essayer de jeter les bases d'une classification rationnelle, si imparfaite qu'elle fût. — Pour ce faire, nous ne pourrons malheureusement pas nous appuyer sur une classification des psychopathies. On ne peut, en effet, en édifier une, dit M. le professeur Joffroy, tant que nous n'aurons pas, d'une part, des notions physiologiques exactes sur les localisations intellectuelles du cerveau, et d'autre part, des données anatomo-pathologiques précises correspondant à leurs altérations.

Nous nous contenterons par conséquent de nous tenir le plus possible sur le terrain clinique. Pour ce faire, nous tiendrons compte, dans nos observations : 1° des renseignements donnés par la famille du malade, avant l'entrée de celui-ci à l'Asile ; 2° des renseignements du personnel de surveillance (gardiens, infirmiers, veilleurs de nuit) ; 3° enfin et surtout, de l'examen direct du malade, avec l'étude scrupuleuse des moindres mobiles qui peuvent servir de données étiologiques certaines.

Nous n'ignorons certes pas combien on doit se montrer circonspect dans l'interprétation de tous ces faits.

1. Charrin. *Leçons de pathogénie appliquée*, 1897, p. 332.

Dans les vésanies, par exemple, on réussit parfois malaisément à prouver, avec certitude, que la malpropreté est liée, ici à une hallucination, là à une conception délirante, là encore à une impulsion. Néanmoins, le choix de quelques cas types pourra fournir des jalons utiles. Dans les cas douteux, nous nous bornerons à énumérer simplement les causes possibles ou probables. Quelle que soit la difficulté d'étude d'un pareil sujet, tout vaudra mieux, croyons-nous, que la conspiration du silence à son endroit.

HISTORIQUE

Comme il fallait s'y attendre d'après ce que nous avons dit plus haut, notre historique sera forcément court, car il a peu de noms à citer. Il portera moins sur le gâtisme épisodique que sur le gâtisme dans son ensemble. Car nous ne sachions pas que cette différenciation ait été faite dans les travaux antérieurs.

Or, si nous voulons apporter quelque classement dans l'énumération, toujours aride, des différents auteurs, nous verrons que l'histoire du gâtisme peut assez facilement admettre trois périodes. Tout d'abord, on se contente de dénombrer les malades, dont en effet le nombre seul importe pour la construction de quartiers spéciaux ; et aussi l'on s'ingénie, avec succès d'ailleurs, à trouver des moyens de prophylaxie générale appropriée. Dans une deuxième période, on observe les malades de plus près, on s'en occupe, on cherche à établir parmi eux des groupes cliniques. Dans une troisième, enfin, toute contemporaine, on s'essaye à élucider une pathogénie dont on aperçoit toute la complexité.

Il suit de là, que nous distinguerons :

1° La période d'études prophylactiques ;

2° La période d'études cliniques ;

3° La période d'études pathogéniques.

1° La Période d'Études Prophylactiques. — Les premiers travaux ont surtout trait aux questions administratives et architecturales, la question n'attirerait guère que l'attention des administrateurs d'Asiles, intéressés à maintenir à peu de frais ces établissements dans un état de propreté convenable. *Parchappe* (1), *Renaudin* (2) s'en occupent dans ce sens.

Cependant on se préoccupe déjà des mesures prophylactiques à prendre : *Girard de Cailleux* (3) un des premiers. C'est à cette époque qu'*Archambault* (4) lit à l'Académie de Médecine son mémoire sur la suppression des quartiers de gâteux dans les asiles d'aliénés, que suivent des lettres de réclamations de *Renaudin* (5) et *Morel* (6) sur la question de priorité. Puis, dans un rapport à l'académie, *Londe* (7) discute la note d'Archambault ; et *Baillarger* (8), y répond à son tour. Ces polémiques prouvent qu'à cette époque, le gâtisme chez les aliénés est une véritable question d'actualité.

Plus tard, *Dagonet* (9) cherche à améliorer le service des gâteux de l'asile de Stéphansfeld. *Dumesnil* (10) étu-

1. Max Parchappe. *Des principes à suivre dans la fondation et la construction des Asiles*, 1853,
2. Renaudin. *Commentaires médico-administratifs sur le service des Aliénés*, 1863.
3. Girard de Cailleux. *Notes sur l'amélioration des Gâteux à Auxerre*. (*Ann. médico-psycholog.*, 1851).
4. Archambault. Académie de médecine, séance du 24 juin 1851.
5. Renaudin. *Annales Médico-Psychologiques*, 1851, p. 504.
6. Morel. *Annales Médico-Psychologiques*, 1851, p. 205.
7. Londe. Académie de Médecine, séance du 23 avril 1853.
8. Baillarger. *Annales Médico-Psychologiques*. 1853.
9. Dagonet. *Annales Médico-psychologiques*, 1864 (T. IV, p. 92).
10. Dumesnil. *Le lit des gâteux. Annales Médico-psychologiques*, 1870, p. 80.

die le lit du gâteux, en s'excusant de son audace « envers les chefs d'établissement qui affirment qu'ils n'ont pas d'aliénés malpropres ». A lire également les rapports de Constans, Lunier, Dumesnil, au Ministre de l'Intérieur, en 1874. Parallèlement, en Allemagne, *Von Gudden* (1), s'inspire des mêmes principes.

2° La Période d'Études Cliniques. — Mais déjà le travail très important de *Morel* (2) avait signalé les débuts d'une orientation nouvelle. Dans ce consciencieux travail dont on peut encore aujourd'hui s'inspirer avec fruit, le grand aliéniste français montre dans une opposition heureuse, les éléments disparates qui forment la population d'un asile d'aliénés (maniaques, idiots, gâteux, etc.), et dans le groupe des gâteux en particulier, les distinctions qu'il importe de faire. Ils ne sont pas placés tous au même degré de l'échelle de l'abrutissement. Ils n'appartiennent pas à la même unité psychologique. Ceux-ci gâtent sous l'influence du trouble général de l'intelligence (maniaques à la période aiguë). Ceux-là (lypémaniaques) sont soumis à des aberrations si étranges, que l'oubli de la conscience pour ce qui regarde l'incontinence, trouve son explication dans ces aberrations elles-mêmes. Gâteux aussi le dément, qui tourmenté par ses hallucinations est de même aussi la victime des perversions les plus extraor-

1. Von Gudden. *Tagesbericht der Kreis Irrenanstalt Werneck. Wurzburg.* Stuber, 1869.
2. Morel. *Des gâteux dans un asile d'aliénés. Considérations psychologiques et physiologiques sur les Gâteux et sur la possibilité d'améliorer leur position et d'en diminuer le nombre. Annales médico-psycholog.*, 1850, p. 72.

dinaires ; l'imbécile enfin, l'idiot, le crétin, dont l'état mental semble apporter une explication plus facile aux perversions fonctionnelles.— *Guislain* (1), lui, se tourne plutôt du côté du pronostic, relevant dans le gâtisme un caractère grave pour l'évolution de la démence. — Plus tard. *H. Dagonet* (2), suivant les traces de Morel, passe en revue les types cliniques qui peuvent se présenter : le maniaque à qui le désir intense ne permet plus que des perceptions confuses, ou qui, en proie à une sorte de perversion morale, prend le contrepied de toutes les observations ; le lypémaniaque, qui ne répond plus au besoin naturel émoussé ; les déments et paralytiques. Il signale enfin une hyperesthésie sphinctérienne spéciale à quelques mélancoliques, hypochondriaques et maniaques aigus. — Quelques années plus tard, *Emminghaus* (3), étudiant de plus près les soins à donner aux aliénés, reconnaît la nécessité d'une classification rationnelle.

Un travail des plus complets sur la question est celui de M. *Ritti* (4) dans le *Dictionnaire Encyclopédique.* Après avoir donné sur les fonctions sphinctériennes en général quelques notions très clairement résumées, il étudie : les maniaques et les mélancoliques, chez lesquels les troubles réflexes peuvent être invoqués, les épileptiques, les paralytiques généraux, les idiots, enfin tous les aliénés à paralysie des sphincters, etc. Tout en s'élevant contre la

1. Guislain. *Leçons orales sur les Phrénopathies*, 1852, II, p. 250.
2. Dagonet. *Traité des maladies mentales*, 1862, p. 223.
3. Emminghaus. *Allgem. Psychopathologie.* Leipzig, Vogel, 1878.
4. Ritti. *Dictionnaire Encyclopédique des sciences médicales.* Art. *Gâteux*, 1881.

tendance à faire un pronostic trop défavorable, il étudie le traitement d'une manière extrêment complète. En ce qui surtout nous intéresse, il distingue des plus nettement : 1° les gâteux volontaires, qui ne gâtent que de loin en loin ; 2° les gâteux involontaires, dont les uns ne gâtent que momentanément, tandis qu'un grand nombre le font habituellement ; quelques-uns enfin d'une manière continue.

3° — La Période d'Études Pathogéniques. — Dans ces dernières années, l'étude du gâtisme change encore une fois d'orientation. Au lieu de ne considérer les divers aspects du gâtisme qu'au travers des différentes classifications nosographiques, on veut maintenant pénétrer plus intimement dans l'appréciation du phénomène, en chercher la raison pathogénique ou psychogénique.

Schüle (1) distingue :

1° Les malades dont la conscience est si pervertie que le sens de la propreté n'existe plus, les processus à invoquer étant la faiblesse mentale, et aussi l'insuffisance motrice (démence, stupidité aiguë). Il y ajoute les maniaques qui obéissent à la poussée qui les porte.

2° Dans un deuxième groupe très différent, le malade n'a pas complètement oublié les convenances, mais ce sont des états de conscience transformés qui le poussent à agir contre ses habitudes. Exemples : la folie morale ; l'anxiété ; la mélancolie, par suite d'idées délirantes ; la paralysie générale, avec idées de grandeur ; la verrücktheit

1. Schüle. *Traitement du Gâtisme. Allgem. Zeitschrift fur Psychiatrie*, Bd 37. 1881, p. 670.

dans ceux de ses stades qui ressemblent à ceux du paralytique.

Pénétrant plus directement dans la pathogénie, il distingue :

1° Les cas d'engourdissement psychique (Betaübung) avec insuffisance motrice.

2° Les cas de dérèglement impulsif des actes, avec poussée des sentiments pervers.

3° Les cas où le motif est psychique, c'est-à-dire une représentation délirante.

Ce qui correspond cliniquement :

a. — Aux états de confusion,

b. — Aux états d'excitation,

c. — Aux états de de verrücktheit et de mélancolie délirante.

Dans un travail important *Linderborn* (1), rappelle que le gâtisme simple, toute question d'intensité mise à part, se trouve chez l'homme sain d'esprit, où les mêmes causes agissent que chez l'aliéné qui se plaint lui-même de son trouble. Il faut donc, en général, tenir compte d'une double cause : organique et psychique, corticale et infracorticale.

Mais il a surtout en vue une deuxième catégorie de malades qui jouent au contraire avec leurs produits de déjection, s'en imprègnent, s'en frottent. C'est eux qu'il vise uniquement dans son étude psychopathologique.

1. Linderborn. *Allgemein patholog. Betrachtungen über das Vorkommen und die Bedeutung der Unreinlichkeit der Geisterkranken Arch. für Psychiatrie*, t. XVII, p. 322.

I. — Un premier groupe comprend le gâtisme par excitation pathologique, passagère, étrangère à la personnalité.

On en peut distinguer 3 catégories, suivant le siège de l'excitation :

a. — L'excitation psycho-motrice (impulsion organique centrifuge).

b. — L'excitation sensitive périphérique et psychique (réflexe centripète).

c. — L'excitation véritablement intra-psychique, intracentrale (idées délirantes).

II. — Le deuxième groupe a trait au gâtisme faisant corps avec l'individu lui-même et constituant une anomalie logique de la personnalité (psychopathie chronique, ou perversion dégénérative des sentiments), en y joignant les idiots.

La troisième classe comprend les cas qui sont le produit artificiel d'un isolement imprudent trop prolongé et des moyens de contrainte exagérés.

Le travail de Linderborn, extrêmement complet, n'a que le tort d'être un peu trop théorique. On n'a pas toujours sous les yeux le tableau du malade, quand on suit ces digressions, toutes de psychogénie. D'autre part, à notre avis, il ne distingue pas suffisamment dans l'histoire de ces processus ce qui revient au gâtisme simple et ce qui revient au barbouillage. Ce sont d'ailleurs les barbouilleurs surtout qui font l'objet de son étude, et les gâteux simples, en particulier les déments, restent un peu dans l'ombre. Nous aurons néanmoins à citer Linderborn très souvent.

Tous ces faits visent surtout, on le voit, le gâtisme chez les aliénés. Pour nous, nous prendrons les maladies cérébrales dans leur plus large généralité, adjoignant à notre étude les phénomènes vésico-rectaux d'une autre variété de cérébropathie, le coma, ce qui nous permettra d'étudier alors le phénomène médullaire. Nous verrons à ce moment les opinions des auteurs à son égard.

Mais nous pouvons dire, dès maintenant, que *le symptôme gâtisme n'est nullement envisagé dans les traités de séméiologie nerveuse, non plus que dans ceux de séméiologie mentale*, qui traitent, eux aussi, des grands syndrômes nerveux.

Ainsi les manuels de *Blocq et Onanoff* (1), d'*André* (2), restent muets à ce sujet, tout aussi bien que les manuels de séméiologie générale (*Tyson*, *Hallopeau*, *Moynac*, etc.). Le *Dictionnaire Jaccoud*, d'ailleurs, n'y consacre point d'article spécial. M. *Régis* (3) n'en parle qu'à propos de la Paralysie Générale. M. *Sollier* (4) dit simplement, dans sa *Séméiologie Mentale*, que le gâtisme peut se montrer par le fait de l'aboulie (certains mélancoliques stupides) du relâchement des sphincters (déments) ou de l'inconscience (agités). Enfin, le manuel tout récent de *Goldscheider* (5) se borne à signaler que l'incontinence fécale se voit dans

1. Blocq et Onanoff. *Manuel de Séméiologie nerveuse*, 1892.

2. André, *Précis clinique des maladies du système nerveux*. Paris, 1895.

3. Régis. *Manuel de Médecine Mentale*, 1884.

4. Sollier. *Manuel de Séméiologie Mentale*, 1893.

5. Goldscheider. *Diagnostik der Krankheiten der Nervensystems*. Berlin, 1897.

les troubles de la conscience (coma, démence profonde, psychoses, etc.).

Les Travaux de Statistique. — Si les études de pathogénie et de séméiologie sont rares sur la question du gâtisme, on conçoit en revanche que les travaux de statistique, sur des points qui soulèvent tant de problèmes administratifs (construction, entretien des asiles etc.) soient des plus fréquentes. C'est pourquoi, ici, les données étiologiques sont nombreuses. Quelques statistiques suffiront à montrer l'importance de notre sujet d'étude. Elles concernent moins, il est vrai, les gâteux épisodiques, que les gâteux en général. Nous les donnons cependant, parce que, comme nous le verrons, les gâteux épisodiques du début deviennent souvent des gâteux permanents. Aucune statistique d'ailleurs ne mentionne ces différences.

En 1866, Littré et Robin (1) comptent :

A Bicêtre, sur 850 aliénés hommes. . .	80 gâteux
A la Salpêtrière, sur 1074 femmes. . .	212
A Saint-Yon (près Rouen) sur 753 des deux sexes	98
A Pontorson (Manche), sur 265	40

1. Littré et Robin. *Nouveau dictionnaire de médecine*, 1865.
2. Ritti, *Loc. cit.*, p. 62.

D'autre part, M. Ritti (2) en trouve, à la maison de Charenton :

24 sur 278 hommes
17 sur 285 femmes

Les statistiques les plus récentes et les plus complètes sont celles de Naecke (1) à l'asile de Hubertusburg. On y voit apparaître, en outre, un essai de classement séméiologique, classement qui a d'ailleurs un objet pratique plutôt que scientifique, les différences étant basées sur ce que le phénomène est urinaire, ou fécal, ou les deux à la fois, ou de jour, ou de nuit. Il présente, en même temps, une ébauche de classification physiologique, par la différenciation des idiots, des paralytiques et des aliénés chroniques. Notons que les déments ne figurent point dans le recensement, les déments allant aux quartiers d'hospices et n'encombrant pas ainsi les asiles d'aliénés.

Statistique de l'Asile de Hubertusburg (1894)

FEMMES

(*774 malades chroniques*).

Gâteux fécaux.......... 4 0/0 (quelquefois avec gâtisme urinaire).
Gâteux urinaires seuls.. 4, 8 0/0.

et chez les idiotes :

Gâteuses fécales........ 7.7 0/0.
Gâteuses urinaires..... 21.4 0/0.

1. Naecke. *Traitement des Gâteux. Allgem. Zeitschrift für Psych.*, 1896. Bd LII, p. 373.

La statistique des Hommes est plus complète :

	Particul. Sales	G. F.	G. U.	G.F. U	le jour G.F	le jour G.U	la nuit G.F.	la nuit G.U	Jour et nuit G.U.F.	Jour et nuit G.U.	Simples Barboudleurs sans gâtisme fécal
Idiots, 173	23	»	14	»	»	»	»	6	»	8	9
Paralytiques 35	15	»	9	6	»	»	»	»	6	9	»
Chroniques, 275	13	4	6	2	4	2	»	»	2	4	1
483	51	4	29	8	4	2	»	6	8	21	10

Ce qui donne un pourcentage de :

Idiots. . .	13,3	—	8,1	—	—	—	—	—	—	4.6	5.2
Paralytiques . .	42.9	—	25.7	17.1	—	—	—	—	17,1	25.7	—
Chroniques	4.7	1.5	22.2	0.7	1.5	0.7	—	—	0,7	1.5	0.4
	10.6	0.8	6	1.6	—	—	—	—	1.6	4.3	2,1

On voit, d'une manière générale : 1° la prédominance considérable des paralytiques; 2° la très grande fréquence de l'incontinence simplement urinaire, de jour comme de nuit, aussi bien chez les femmes que les hommes.

PREMIÈRE PARTIE

PSYCHO-PHYSIOLOGIE DES SPHINCTERS

C'est par des notions résumées de physiologie, ou, pour mieux dire, de psycho-physiologie des sphincters que nous tenons à commencer, si nous voulons comprendre mieux les processus pathologiques, tout en suivant l'ordre logique des choses.

Toutes nos fonctions physiologiques, dit M. Janet (1), existent suivant des lois naturelles auxquelles elles sont forcées d'obéir. Des sensations spéciales tellement nettes et précises qu'il nous est impossible d'en méconnaître le sens, nous avertissent à tout moment des actes à accomplir pour assurer le fonctionnement régulier de nos organes. Parmi ceux-ci, les uns échappent entièrement à notre contrôle : ce sont les organes purement végétatifs, comme l'appareil circulatoire, l'appareil respiratoire. Ils fonctionnent indéfiniment sans que nous ayons le moins du monde besoin de nous en préoccuper. Les autres, au con-

1. Janet. Thèse de Paris, 1890. *Troubles psychopathiques de la miction.*

traire, sont laissés à notre entière disposition, tels nos muscles. Entre les deux extrêmes, il existe des organes qui fonctionnent en dehors de notre action personnelle, mais ont besoin de notre intervention à un moment donné pour l'entamer ou pour le finir : tel l'appareil digestif, tel aussi l'appareil urinaire. Pour entrer en relation avec nous, pour pouvoir nous avertir du moment où notre intervention leur est indispensable, ils déterminent d'ailleurs une sensation spéciale, vague d'abord, mais bientôt impérieuse, qui nous oblige à nous en occuper.

La faim nous avertit qu'il est temps de prendre de la nourriture. De même le besoin d'aller à la selle nous avertit que nous avons des excréments à rejeter, et le besoin d'uriner, que notre vessie refuse d'admettre une plus grande quantité d'urine.

Miction. — La vessie n'ayant pas de capacité anatomique, mais une capacité physiologique (Guyon et Duchastelet) (1), c'est suivant cette capacité physiologique, dépendant de sa résistance à la tension, qu'elle se considère comme pleine, et nous avertit par la sensation du besoin d'uriner (sensibilité à la distension). — Souvent, et trop souvent, nous ne l'écoutons pas : les convenances sociales, les affaires qui nous préoccupent, nos travaux nous empêchent de la satisfaire à la première indication qu'elle nous donne : elle se lasse momentanément de nous avertir, pour revenir à la charge au bout de quelque temps. Trop souvent aussi nous attendons pour lui

1. Duchastelet. *Capacité et tension de la vessie*. Paris, 1886.

obéir qu'elle se révolte et qu'elle détermine en nous un besoin vraiment impérieux (besoin cuisant), produit par le contact de l'urine avec la muqueuse prostatique, et la contraction réflexe du sphincter uréthral, renforcé, par la suite, de la contraction volontaire de ce sphincter.

D'autres fois, sans nous préoccuper des indications qu'elle doit nous fournir, nous urinons, alors qu'aucune sensation spéciale ne nous y invite. Nous choisissons pour vider notre vessie, l'heure qui nous est le plus commode, souvent même par politesse ou par esprit d'imitation, l'heure qui convient à nos compagnons de route (Janet) (1) ! Voilà des micturitions où l'influence de la *volonté* se montre le plus nettement, puisqu'elle est seule en cause.

A côté de ce rôle, bien connu, de la volonté, insistons maintenant sur le rôle de l'*attention*.

L'influence de l'attention se manifeste doublement dans la miction normale : d'abord par le choix du moment de la micturition, où elle est mise en jeu d'une manière banale. Ensuite, au moment de l'acte, par la suspension momentanée de l'action des muscles volontaires, du sphincter externe en particulier. L'annihilition de son tonus semble en effet s'obtenir à la suite du relâchement de toutes les musculatures (Janet) (2).

Défécation. — La psycho-physiologie de la défécation est calquée sur celle de la miction, avec cette restriction qu'elle est moins compliquée, les organes étant disposés

1. Janet. *Loc. cit.*, p. 7.
2. Janet. *Loc. cit.*, p. 12.

plus simplement, et moins exquisement en rapport avec les impressions psychiques. Si en effet le moindre phénomène psychique peut influer sur les muscles vésicaux, il n'en est pas de même pour le rectum, qui présente une sensibilité plus grossière, plus obstuse.

On sait que le rectum est fermé, à l'état normal, par un sphincter lisse, c'est-à-dire indépendant de la volonté, doublé extérieurement d'un sphincter strié, volontaire, beaucoup plus puissant naturellement. Par cette association se trouve ainsi constituée une boutonnière antéro-postérieure dont les bords sont contigus à l'état de repos par leur seule élasticité (M. Duval) (1).

Le point de départ de la défécation est une sensation vague peu définissable, un sentiment de pesanteur vers le périnée. Sous l'influence de ce besoin tendent à se faire toute une série d'efforts d'expulsion qui sont bien, théoriquement, réflexes. Mais la *volonté* intervient le plus généralement. Car bien plus puissantes ici — est-il besoin d'y insister ? — sont les causes sociales que nous invoquions tout à l'heure. De même que pour la miction, la volonté seule peut suffire à provoquer la défécation. Le plus généralement cependant, elle sert à l'arrêter. Il s'établit alors en partant du sphincter anal un mouvement antipéristaltique qui refoule les matières dans l'S iliaque, d'où elles reviennent ensuite. Si le besoin est écouté, la contraction réflexe, vrai péristaltisme, chasse les matières vers l'anus, dont le sphincter, très dilatable, ne fait aucune résistance, surtout s'il s'agit de fèces liquides.

1. M. Duval. *Cours de physiologie*, p. 388.

L'influence de *l'attention* est comparable à celle indiquée pour la miction.

Schématisation. — Ces préliminaires physiologiques étant bien compris, nous croyons pouvoir résumer, schématiser ces deux processus, au fond analogues, en le tableau suivant :

ROLE DES SPHINCTERS		
Contention (vésicale, rectale)..	Reflexe	SPHINCTER INTERNE.
Résistance initiale, simple.....	Reflexe	SPH. INT. SPH. EXT.
Résistance consécutive........	Volontaire	SPHINCTER EXTERNE.

L'étude pathogénique des troubles des réservoirs exige des détails plus précis.

Il faut en particulier caractériser quelle est l'action du système nerveux, central et périphérique, et comment s'exerce la propagation volontaire, quelles sont les modalités de cette propagation.

Nous allons voir ici quelles sont les multiples difficultés d'interprétation. Elles peuvent être :

1° d'ordre Vésical

2° d'ordre Médullaire

3° d'ordre Cérébral.

Le problème sphinctérien, dont nous venons d'esquisser la psycho-physiologie générale dans l'espoir d'en faciliter la solution, va donc être en réalité d'une très grande difficulté si l'on veut en serrer de près la détermination exacte.

I. — Interprétation des phénomènes vésicaux. Il existe une véritable opposition entre les fonctions du *corps* et celles du *col*, et nous pouvons rapprocher ce que M. Gilles de la Tourette (1) en dit, à propos des fonctions vésicales dans l'hystérie : Il est souvent difficile, cliniquement, de distinguer la paralysie de l'un ou la contracture de l'autre ; la paralysie comme la contracture pouvant donner naissance à la rétention, ou même à l'incontinence.

II. — Interprétation des phénomènes médullaires. — Qui dit mouvement réflexe dit forcément centre médullaire et racines, les deux étant intimement liés. — Pour ce qui est des centres, la physiologie expérimentale a permis de les localiser : le centre vésico-spinal, entre la 3e et la 5e vertèbres lombaires (Gianuzzi) (2), au niveau de la 4e (Masius, Budge) (3); le centre ano-spinal au niveau de la 3e racine sacrée (Rossolimo), le chemin parcouru par le réflexe étant la 4e paire sacrée. — Pour ce qui est des racines, la méthode anatomique pure se heurte à l'intrication de leurs plexus. On sait par elle que le sphincter de l'anus relève, soit du plexus sacré (4e, 5e lombaires, 1re, 2e, 3e, 4e sacrées) soit du plexus sacro-coccygien

1. Gilles de la Tourette. *Traité clinique et thérapeutique de l'hystérie*, 2e partie, II, p. 425.

2. Gianuzzi. *Recherches physiologiques sur les nerfs moteurs de la vessie. Arch. Physiologie*, 1863, t. VI, p. 22.

3. Budge, *Physiologie du sphincter vésical. Pflüger Archiv. für Physiologie*, 1872, t. IV, p. 306.

(4e, 5e sacrées, 1re coccygienne) (d'après Morestin (1), Hartman et Caboche) (2). Les branches viscérales viennent par l'intermédiaire du grand sympathique, des branches sacrées, pour la muqueuse de l'anus, les parties latérales du rectum et de la vessie, le plexus hypogastrique ayant l'innervation de la vessie et du rectum. Le tableau de Thorburn (méthode pathologique) indique la 4e sacrée comme commandant l'innervation du rectum et de la vessie.

Toutefois il faut aller plus à fond dans les distributions radiculaires, et l'histoire des tumeurs de la queue de cheval, étudiées par Dufour (3) avec faits expérimentaux, et des paralysies nucléaires des nerfs sacrés (Grasset) (4), les éclaire d'un jour nouveau. Les nerfs sacrés n'agissent presque exclusivement que sur la couche longitudinale des fibres musculaires de la vessie, et commandent à la miction. La contraction des couches circulaires, surtout marquées au niveau du col, relève du grand sympathique (expériences de Courtade et Guyon) (5). Une lésion du cône terminal paralysera donc le muscle vésical en laissant intact le sphincter lisse, qui peut supporter jusqu'à 20 cc. d'eau, en même temps qu'elle amènera une constipation opiniâtre, avec ou sans selles involontaires, qui ne sont pas senties au passage. Le gâtisme peut donc résulter des seuls troubles de la motricité vésico-rectale

1. Morestin. Thèse de Paris, janvier 1891.
2. Hartmann et Caboche. Soc. Anat., 1895, n° 210.
3. Dufour. Thèse de Paris, 1896.
4. Grasset. *Leçons de clinique médicale*, IIIe série, 1er fascicule.
5. Courtade et Guyon. *Comptes-rendus de la Soc. de Biologie*, 1895, p. 618.

(association avec les paraplégies sans troubles de sensibilité par exemple) (1). Quelquefois, en même temps, des troubles de la sensibilité et la motilité à la fois (Tumeurs au niveau de la cinquième lombaire) (cas de Bruns) (2). La question est d'autant plus complexe que l'étude du pouvoir excito-moteur de la moelle est très discutée. On admet généralement qu'à la suite de sa section totale, on voit, comme elle est soustraite à l'action du cerveau, son pouvoir excito-moteur s'exagérer. D'où l'intensité anormale des mouvements réflexes. C'est la théorie classique. Mais dernièrement on a soutenu une opinion diamétralement opposée (Charlton Bastian) (3) : toute section complète de la moelle déterminerait une abolition absolue des réflexes, par suite des connexions existant à l'état normal entre l'axe spinal et le cervelet. Hughlings Jackson et Bowlby ont apporté des faits à l'appui de cette manière de voir (Kirmisson) (4).

III. — Interprétation des phénomènes cérébraux. — Si d'une manière générale, la volonté se manifeste directement par des mots, des jeux de physionomie, des gestes ou encore des actes, elle peut aussi se manifester par le signe contraire, c'est-à-dire par la suppression de ces mêmes gestes, mouvements, etc. C'est là comme une preuve indirecte de son existence. Il y a alors inhibition

1. Le Pr Joffroy fait remarquer que d'une manière générale les neurônes moteurs s'altèrent plus rapidement que les neurônes sensitifs (Leçons inédites).

2. Bruns. *Archiv. f. Psychiat.*, t. 28, p. 1.

3. Charlton Bastian. *Brit. Med. Journ.*, 1er mars 1890.

4. Kirmisson. *Traité de chirurg.* T. III. p. 702.

de mouvements, il y a non vouloir, *noluntas* ou *nolentia* (opposée à la *voluntas*), c'est-à-dire état particulier dans lequel un mouvement est inhibé ou va l'être (Preyer) (1). C'est ce qu'on peut appeler l'*action négative*.

Il faut donc placer, sur le même rang que l'action positive, cette influence négative de la volonté sur les centres de la moelle. Or, si les phénomènes attentionnels ne son localisables que d'une manière générale dans les lobes antérieurs du cerveau, — les lobes frontaux sont imparfaitement développés chez les idiots dont le pouvoir d'attention est très faible (Ferrier) (2), — on peut arriver à plus de précision en ce qui touche les phénomènes volitionnels.

Les découvertes de Charcot ont jeté un nouveau jour sur toutes ces questions psychophysiologiques en démontrant les localisations anatomiques d'une foule de phénomènes moteurs, considérés autrefois comme noyés dans une masse illimitée des phénomènes psychiques impossibles à déterminer ou à circonscrire (localisation des centres de mémoire du langage, des centres du mouvement des membres, du cou, des muscles moteurs oculaires, etc.).

Mais précisément ce qui fait que ces questions de physiologie vésico-rectale manquent encore de clarté, c'est qu'on ne sait même pas si elles sont ou non localisables. Certes, *a priori*, il n'y a rien d'improbable à ce que des fonctions aussi importantes que les mouvements volontaires des sphincters, soient représentées, inscrites pour ainsi dire, sur l'écorce cérébrale. On ne leur a dé-

1. Preyer. *L'Ame de l'Enfant.*
2. Ferrier. *Les fonctions du cerveau.*

crit jusqu'à présent que des centres spinaux, dit M. Guinon (1), mais il est évident que le cerveau en contient, étant donné sur eux le rôle de la volonté, qui provoque ou arrête.

Cette lacune paraît en voie d'être comblée par des recherches qui ont paru dans ces derniers temps.

Quoique les conclusions de leurs auteurs ne soient pas encore des plus solides, elle sont de telle importance pour notre sujet que nous ne pouvons les passer sous silence. D'autant moins que nous ne croyons pas qu'elles aient encore été discutées ni même publiées dans les ouvrages français.

Les expériences de Bechterew et Mislawski (2) ont tout d'abord montré qu'il existe un centre pour les contractions du *detrusor urinæ* (couche externe, longitudinale des fibres vésicales) ; et d'autres, plus récentes (3), que certaines parties corticales président aux mouvements péristaltiques du gros et du petit intestin.

Voici les dernières expériences de J. Meyer (4).

Dans le sphincter anal d'un chien narcosé vient aboutir un ballon de caoutchouc relié par un conduit successivement en verre, en caoutchouc et en métal à un manomètre à mercure ordinaire, muni d'un kymographe de Ludwig où un flotteur d'ivoire communique, par une tige longue et légère, contenue dans la longue branche du manomètre, à un stylet fin enregistreur les variations du niveau mercuriel. L'instrumentation est la même pour le sphincter vésical et ne diffère que par l'emploi

1. L.-J. Guinon. *De quelques troubles urinaires de l'enfance. Névroses urinaires de l'enfance*; th. Paris, 1889, p. 31.

2. Bechterew et Mislawski. *Neurol. Centralbl.* 1888., n° 18.

3. Bechterew et Mislawski *Arch.. f. An. et Phys.* 1889., Ps. Abtheil. Supp.

4. Meyer. *Neurol. Centralbl.*, 1893, n° 3.

de ballons plus mous et de conduits plus minces. D'ailleurs il vaut mieux servir de sujets femelles. Avant l'introduction du ballon dans la région de l'urèthre, on a eu la précaution de fendre la vessie par la paroi abdominale. L'appareil enregistreur posé, et les conduits remplis d'eau en communication avec le manomètre, on ajoute une nouvelle quantité de mercure dans le bout ouvert de ce dernier, dont la pression ouvre même ce sphincter. Alors, trépanation du crâne section cruciale de la dure-mère qu'on rabat sur les bords de la plaie osseuse. Après tamponnement du sang, on excite l'écorce avec deux électrodes isolées.

J. Meyer (juin 1892) a pu ainsi déterminer un territoire cérébral, par l'excitation duquel on voit le sphincter anal manifester son excitation sur l'appareil enregistreur. Un autre donne la contraction vésicale. Le centre des contractions anales, le plus facile à déterminer, siégerait un peu en arrière de la fourche, dans la partie de la circonvolution sigmoïdale immédiatement située derrière l'extrémité supérieure de la fourche (1). Sherrington (2) a retrouvé ce centre du sphincter anal chez le singe.

L'incontinence serait donc due, pour ces auteurs, *à une véritable paralysie d'un centre cérébral.*

Cette action directe de l'encéphale sur les contractions sphinctériennes, est contestée d'ailleurs. L'incontinence s'expliquerait alors par la simple inhibition médullaire du centre ano ou vésico-spinal. En effet, Goltz (3) a montré

1. On sait que chez le chien les circonvolutions sigmoïdes sont comprises sur la face externe des hémisphères, entre les lobes frontal et pariétal proprement dit, contournant un sillon dirigé en bas et légèrement en avant, le sillon crucial.

2. Sherrington. *J. Physiol. London*, 1884-1885.

3. Goltz. *Über die Verrichtungen des Grosshirns. Sechste Abhandlung. Arch. für d. Gesund. Physiol.* Bonn, 1888-1891.

qu'il y avait, au niveau du centre vésical de la 4e vertèbre lombaire, et en connexion avec lui, un second centre d'inhibition ou d'arrêt. Il s'appuie aussi sur la clinique, qui montre que l'incontinence ou la rétention d'urine ne suivent pas nécessairement les sections de la moelle, en cas de fractures vertébrales, mais que les blessés peuvent, dans certains cas, uriner régulièrement. Cela prouve que, tant que la vessie se remplit, l'action du centre moteur est empêchée, sans doute, par un centre d'arrêt, jusqu'à ce que l'excitation produite par l'accumulation de l'urine soit assez forte pour stimuler le centre moteur et lui faire surmonter l'action inhibitoire du centre d'arrêt. Goltz a vu, dans ces cas de lésions médullaires, l'application d'une éponge d'eau froide à l'anus produire une expulsion immédiate de l'urine, soit en excitant le centre moteur à faire contracter la vessie, soit en paralysant le centre d'arrêt qui empêcherait le premier de répondre aux excitations venues de la vessie distendue (1).

Nous n'avons point qualité pour juger de cette hypothèse qui ferait du gâtisme un phénomène essentiellement médullaire. Nous pensons néanmoins qu'elle s'accorderait assez mal avec nos connaissances actuelles en pathologie mentale. La notion d'un *centre cortical spécial* est, certes, une hypothèse pure et simple. Mais, vraie ou fausse, c'est elle qui explique le mieux les faits que nous allons présenter. Elle peut ainsi servir d'hypothèse directrice, et est, pour le moins, subjectivement vraie.

1. Viault et Jolyet. *Traité de Physiologie humaine*, p. 255 et 495.

En somme, ce que nous tenons surtout à dégager de cette étude de psycho-physiologie, c'est l'analogie de disposition anatomique et de rôle physiologique des sphincters, anaux et vésicaux. Le fait est important pour leur pathologie générale : les troubles de l'un seront souvent associés aux troubles de l'autre, de telle sorte que le gâtisme sera bien souvent rectal et vésical à la fois.

Une seule réserve est à apporter à ces considérations générales. Les muscles vésicaux sont, pour ainsi dire, en diathèse de réaction constante à chaque impression psychique : ce sont aussi ceux dont le fonctionnement est le plus délicat et le plus aisément compromis dans les états psychiques anormaux. Complexité organique et physiologique, facile réaction aux causes morbides. Là encore se trouve vérifiée cette grande loi de la pathologie générale.

Conception qui d'ailleurs n'enlève rien à l'importance des troubles centraux. Au contraire. Si l'existence de centres spéciaux ressort insuffisamment des expériences précitées, nous croyons bien que la clinique cérébrale la confirmera un jour.

PATHOGÉNIE GÉNÉRALE DES TROUBLES SPHINCTÉRIENS

L'évacuation des réservoirs une fois donnée, avec ce compromis qu'elle présente de réflectivité et de volonté, cette apparence d'acte à la fois organique et psychique à l'état normal, habituel, il faut nous demander maintenant quelle est, d'une manière générale, la cause immédiate des modifications qu'elle subit à l'état pathologique ; quel va être, dans ces anomalies aussi, le départ de la fonction psychologique et de la fonction purement végétative.

Or, plus encore que pour tous les actes, en général, cette question de l'évacuation des réservoirs n'est simple qu'en apparence. C'est un acte comme un autre. Et, on le sait, les causes d'un acte peuvent être très diverses.

Notre système nerveux est comme composé d'un double appareil récepteur où toute sensation centripète détermine un courant centrifuge (Régnault) (1). Mais si nous tenons les deux extrémités de la chaîne, la sensation causale et le mouvement qu'elle détermine, nous sommes encore loin de connaître les nombreux chaînons qui relient ces deux extrémités. Nous pouvons cependant essayer d'approfondir, sinon de résoudre, le problème.

1. F. Regnault. *Les Causes des Actes*, *Opinion médicale*, 1896.

I. — L'ACTE RÉFLEXE

Réflexes simples. — Prenons d'abord le cas de beaucoup le plus simple. Supposons que, pour une cause quelconque, il n'y ait nulle participation cérébrale. La sensation, ici le besoin d'évacuer, déterminera immédiatement le mouvement, ici l'évacuation; il s'agit, on le voit, d'un réflexe. Le courant sensitif apporte la sensation à une cellule de la corne médullaire antérieure, en contact direct avec elle (Ramon y Cajal). — C'est dans ces conditions qu'on voit l'intensité du courant centrifuge varier avec l'intensité du courant centripète (Lois de Pflüger : irradiation, généralisation, etc.)

Mais nous admettons ici que le cerveau n'intervient pas. Il s'agit, par exemple, en *physiologie expérimentale*, d'une grenouille qui a été décapitée, ou plus exactement, dont la moelle a été isolée par une section au ciseau de la moëlle allongée. En clinique ordinaire, nous ne pouvons en rapprocher que les cas de *traumatisme*, détruisant partiellement la moelle cervicale ou dorsale. Le besoin seul est senti, alors qu'il y a abolition complète de toute action cérébrale volontaire, sur les membres inférieurs, qui retombent inertes. Il suffit, dans ces cas, d'une petite quantité d'urine dans la vessie, pour qu'il en pénètre quelques gouttes dans l'urèthre prostatique, et ainsi est provoqué le besoin d'uriner auquel le malade est absolument impuissant à résister (1). Aussi le gâtisme médullaire est-il d'un très grand intérêt. Il ne l'est pas moins, on le sait, pour le cas particulier, dans la détermination diagnostique et pronostique. — Le plus souvent, disons-le en passant, dans ces cas, il y a rétention d'urine, et il est habituel que l'incontinence suive. Il y a toujours, de plus, de la parésie intestinale.

Voilà donc pour le réflexe ordinaire : on voit que nous retombons dans les notions de physiologie de plus haut.

On peut d'ailleurs concevoir que le cerveau se trouve, momentanément ou d'une manière durable, dans un état d'inconscience et d'impuissance, ou encore dans un état d'éréthisme ou de préoccupation tel, que l'excitation, partie des réservoirs remplis, soit bien forcée d'agir sur la moelle sans participation cérébrale aucune, et que les muscles vésico-rectaux réagissent ainsi seulement par leurs véritables réflexes.

C'est un peu le processus indiqué plus haut à propos des lésions médullaires. Mais bien entendu, le rapprochement n'est que lointain. Car, lorsque le cerveau est redevenu apte à coordonner les différents processus moteurs, l'évacuation involontaire, n'ayant plus de raison d'être, disparaîtra. La miction et la défécation reviendront *ad integrum*.

Mais allons plus loin. Il est bien certain qu'il faut, dans certains états mentaux, étendre de beaucoup cette notion du réflexe, et qu'en particulier, l'évacuation des réser-

1. Geffrier. *Etude sur les troubles de la Miction dans les Maladies du système nerveux*. Th. Paris, 1884, p. 48.

voirs peut être dû à d'autres excitations centripètes d'un caractère plus général. C'est ici qu'on peut parler des réflexes compliqués, en cascade.

Ainsi, d'après Schüle (1) l'excitation pathologique de territoires nerveux fixes, serait dans une étroite proportion d'affinité avec l'incontinence et surtout le barbouillage, et cela directement, sans que dans le chaînon réflexe soit interposé un état affectif quelconque.

Cette allégation curieuse est expliquée par Schüle, qui accuse tout d'abord les sensations perverties de la vessie et celles du rectum, amenés soit par la réplétion simple, soit par la présence d'ascaris. Ce sont là, par expérience, de fréquentes causes originelles de gâtisme et de barbouillage. En effet, une malade du professeur Joffroy, tabétique très saine d'esprit, a des troubles de la sensibilité anale qui l'obligent à aider avec les doigts, une défécation extrêmement paresseuse, inattaquable aux purgatifs, lavements, etc.; ce qui fait que cette dame, d'un très grand monde, est, ainsi d'une incroyable malpropreté, au moins deux ou trois fois par jour. — Mais Schüle va bien plus loin encore. Les douleurs ovariennes, utérines, les irritations sexuelles, entreraient aussi en ligne de compte comme causes fréquentes d'excitation. D'ailleurs, pour Neumann (2), ces troubles génitaux amèneraient des états pychiques spéciaux pouvant conduire aux lacérations des vêtements, aux perpétuels lavages du corps, etc. Parmi ces cas, Schüle distingue même ceux qui s'accompagnent ou non

1. Schüle. *Loc. cit.*

2. H. Neumann. *Lehrbuch der Psychiätrie*, Erlangen, 1859, p. 70.

d'exagérations de l'instinct sexuel. Le traitement de l'affection utérine suffirait alors à ramener la contractilité sphinctérienne.

On pourrait, on le voit, étendre de beaucoup ces notions des territoires provocateurs des réflexes. L'excitation cutanée elle-même joue un rôle bien connu. Rappelons que certains déments gâteux se laissent aller de préférence au moment où l'on vient de changer leurs draps : le contact des draps propres et frais, toute déchéance de la conscience et de la volonté mise à part, suffisant probablement à susciter le réflexe.

Ce qu'il y a, en résumé, à relever dans ce groupe, c'est la possibilité pour l'agent de l'excitation de se trouver dans les nerfs périphériques sensibles, en comprenant sous le nom de périphériques tous les territoires organiques qui sont en dehors du centre psychique, de l'écorce cérébrale.

Réflexes compliqués : Peur, Anxiété. — Dans les cas précédents, le malade pouvait, à la rigueur, assister en spectateur plus ou moins actif, le plus souvent indifférent, à l'exécution du réflexe. C'est évidemment là le processus le plus simple. Mais élevons-nous maintenant dans la hiérarchie de ces phénomènes réflexes en leur application aux évacuations des réservoirs, supposons maintenant l'arc nerveux atteignant les cellules psychiques par la voie des neurônes centraux (1). Dans

1. Voir Raymond, *Clinique des Maladies du système nerveux*, où la figure 37 schématise ce genre de réflexes.

la conscience peut très bien, en effet, pénétrer un état affectif douloureux, l'anxiété avec angoisse particulièrement, telle qu'il en résulte, pour ainsi dire, une explosion motrice, dépourvue de tout sens et de tout but. Parmi ces mouvements involontaires, l'évacuation mictionnelle se trouve alors fréquemment.

On peut en rapprocher, comme origine, les incontinences fécales passagères qui se produisent au cours d'une violente émotion, principalement la *peur*.

On sait quels remarquables travaux a suscités cet « instinct de conservation sous sa forme défensive » qu'est la Peur, pour M. Ribot (1). Darwin, Mantegazza, Mosso, Lange l'ont décrite, et nous ont montré cet arrêt des sécrétions (lait, menstrues, salive) avec sueurs froides, hérissement des poils, oppression, resserrement de la gorge ; cette constriction spasmodique des vaisseaux avec frisson, anémie périphérique, choc violent du cœur ; et surtout cette suppression absolue de tout mouvement volontaire, qui cloue l'individu sur place et ne lui laisse même pas la disposition de sa voix, d'un simple cri. Le relâchement sphinctérien trouve, lui aussi, sa place dans ces troubles paroxystiques.

Une douleur physique, très intense, peut également amener une *anxiété* telle, que l'évacuation se produise spontanément, sans que la conscience du sujet y soit naturellement pour rien.

Dans une troisième catégorie de cas, cette anxiété n'est pas psychiquement primitive. Elle sert à nuancer des

1. Ribot. *La psychologie des sentiments*, p. 205.

états intellectuels, qu'il s'agisse d'hallucinations ou d'idées délirantes, pourvu que ces hallucinations ou idées délirantes soient de nature terrifiante. Dans une de nos observations de Paralytiques généraux, nous retrouverons plus loin ce processus : au cours d'un accès alcoolique, l'évacuation involontaire des réservoirs. Un lypémaniaque panophobique de Dagonet (1) urinait à chaque instant, même la nuit, ce qui l'obligeait à une veille incessante. — Il y a là tout un ensemble de relations psycho-physiques des plus curieuses.

II. — L'ACTE INSTINCTIF.

A mi-chemin entre l'acte réflexe et l'acte psychique, nous trouvons l'acte instinctif. Son caractère propre est l'innéité, le contact entre la cellule sensible et la motrice existant de naissance. L'acte instinctif peut, d'ailleurs, être médullaire ou cérébral, et ce dernier peut être très compliqué : une sensation donnant lieu à une série d'actes complexes. Ces actes détaillés successifs se suivent mécaniquement. Lorsque l'un est accompli, celui qui suit est accompli nécessairement de suite après sans tenir compte d'aucune circonstance.

L'évacuation des réservoirs nous donne précisément l'exemple d'un de ces actes instinctifs, du moins chez le jeune. Car si au début de la vie, chez l'embryon, on peut ne voir dans l'acte évacuateur qu'un simple phénomène

1. H. Dagonet. *Loc. cit.*, p. 230.

réflexe, il n'est pas défendu de croire qu'il y a là davantage et que le mouvement peut se hausser au rang d'instinct. — Dans les différentes cérébropathies, de l'adulte tout au moins, le rôle de l'instinct ne semble pas être bien considérable. Ou bien le cerveau est fonctionnellement supprimé, et alors, *a priori*, on ne peut invoquer que des actes réflexes; ou le cerveau agit, et l'acte d'évacuation des réservoirs a depuis trop longtemps dépassé le degré d'instinct simple pour être seulement discuté. Ce n'est guère que chez les êtres à développement cérébral incomplet, chez les idiots, et peut être dans certains cas de coma, qu'il pourrait être invoqué.

III. — L'ACTE VOLONTAIRE.

Nous arrivons enfin à l'acte volontaire.

Le déterminisme spécial à l'acte volontaire consiste, schématiquement, en ce que le courant venant de la cellule sensitive actionne cette fois plusieurs cellules intellectuelles (perception de plusieurs motifs). Une de ces cellules plus fortes (représentant un sentiment, une idée délirante, etc.) l'emporte et détermine le courant centrifuge. C'est précisément dans ce choix que réside ce qu'il y a de personnel, de réellement humain dans l'homme (Lélut); et pour que l'individu raisonnant, en arrive à choisir ces singulières manifestations de son activité qui sont le gâtisme, et même le barbouillage, *actes antihumains* par excellence, il faut que cette volonté réfléchie, que ce pouvoir dirigeant aient plus ou moins disparu, ou aient été profondément modifiés. Nous ne pouvons insister là-dessus pour le moment. Qu'il nous suffise de dire que c'est précisément la discussion de cette intervention volontaire, dans ses anomalies, ses déviations, et parfois ses luttes plus ou moins vives avec ce qui reste de la conscience, qui nous servira à classer une très grande partie des faits de ce genre.

IV

Quelle que soit la valeur du libre arbitre, dans cette genèse de l'évacuation des réservoirs, il est deux processus généraux, tout à fait indépendants de la volonté, mais dont l'étude se rattache cependant à celle-ci, et à l'influence desquels l'évacuation est manifestement soumise chez certaines individualités délirantes, en dehors et indépendamment de tout groupement nosologique.

L'acte impulsif. — C'est d'abord l'acte impulsif. On admet dans ce cas (Linderborn), que l'excitation peut porter primitivement et simplement sur les centres psycho-moteurs, s'appuyant comme toujours sur des souvenirs de mouvements coordonnés à l'état subconscient.

Et même certains auteurs (Schüle (1), Meynert (2),

1. Schüle, *loc. cit.*

2. Meynert, *Iahrbücher. f. Psych.* 1881, S. 76. — *Id. Arch. f. Psychiatrie.* P. 870. S. 622.

Wernicke (1)..), enhardis par les récentes découvertes en localisations cérébrales, pensent que l'on peut aller encore bien plus loin dans cette voie. Une excitation atteignant directement le siège des formations d'images motrices de l'urination et de la défécation, extérioriserait précisément cette même action sous certaines conditions fixes. En d'autres termes, du centre psycho-moteur, supposé immédiatement excité, l'excitation correspondante de la région sous-corticale s'accompagnerait du complexus moteur; finalement surviendrait le jeu coordonné de l'appareil musculaire, avec tous les attributs d'acte volontaire.

Bien entendu, ce processus pourrait être accompagné, dans ses premiers stades, de sensations, de sentiments plus ou moins nets, dont la part, immanente à l'excitation causale organique, n'est nullement négligeable. Mais le mobile essentiel d'actes malpropres de ce genre serait toujours l'excitation psychique anormale dans son action directe sur le centre cérébral psycho-moteur, en l'absence d'un mobile psychique de plus haut ordre.

L'acte automatique. — L'automatisme est un autre mode pathogénique qui s'applique plus au gâtisme permanent qu'au gâtisme intermittent, mais nous intéresse en ce qu'il dérive directement de ce dernier. C'est d'ailleurs un phénomène général. Une sensation a provoqué un acte; le fait seul que le courant a passé entre la cellule sensiti-

1. Wernicke, *Der Aphasische Symptomencomplex*. Breslau, 1874 *Lehrbuch der Gehirnkrankheiten*, *Kassel et Berlin*, 1881. Tome II.

ve et la motrice facilite le courant pour l'avenir. Le contact est d'autant plus facile qu'il a été plus souvent répété. D'ailleurs, l'acte réflexe médullaire, au début, peut de même être hésitant et s'affirmer par la suite. L'acte automatique ou habituel peut même être très complexe (actes exécutés dans le somnambulisme).

Supposons donc qu'un malade ait une première fois gâté volontairement, soit même allé jusqu'au barbouillage (gâtisme épisodique), l'acte pourra se répéter, chaque fois devenant plus facile. Il en arrive peu à peu à l'inconscience, devient habitude automatique. Ce sont les « actes mécaniquement réflexes » de Wundt.

Remarquons d'ailleurs, que ce processus peut également s'étendre aux impulsions, qui, en se répétant, passent, elles aussi, à l'état d'habitudes.

DEUXIÈME PARTIE

CLASSIFICATION

On se rend compte, par ce qui précède, des difficultés réelles d'une classification qui comprenne tous les cas, si nombreux et si variés, et les groupe de manière à formuler des classes et des sous-classes bien définies. Les auteurs que nous avons cités plus haut pensent avoir résolu la question, soit en énumérant simplement les différentes variétés cliniques, soit en se fondant sur des considérations, toutes théoriques, de pathogénie. D'autres, bien plus nombreux, ne se donnent même pas la peine d'en chercher. C'est un procédé, peu satisfaisant. Nous croyons, en effet, qu'une classification, ici aussi, peut être tentée, non une classification anatomique, bien entendu, puisque nous manquons à cet égard de toutes bases. Non exclusivement pathogénique non plus, ce qui serait à la fois trop abstrait et trop périlleux. Exclusivement clinique alors? — Nous croyons qu'on peut aller plus loin et qu'on soit autorisé, pour la clarté de l'exposition, à tenter une classification mixte, rationnelle.

La nôtre, d'ailleurs, sera très simple, hâtons-nous de le dire. Mais faisons aussi remarquer qu'elle comprend l'ensemble des états cérébraux, et ne se borne pas, comme les autres classifications, aux psychopathies, ou même aux simples vésanies.

1° Supposons le cas le plus simple : que la conscience manque, soit annihilée. Et le rôle des réservoirs se trouvera dès lors subordonnée aux seuls commandements médullaires. La physiologie vésico-rectale sera l'étude des réflexes vésico-rectaux.

C'est ce qui se réalise avec le plus de netteté dans les états comme les comas, ou encore les stupeurs qui, par certains côtés, se rapprochent tant des comas, en fait du moins, sinon psychologiquement, et malgré la persistance d'une vague personnalité.

2° Prenons le cas inverse, c'est-à-dire celui où des facultés psychiques sont dans leur complet état de développement. Il est bien évident alors que l'incontinence n'aura pas lieu, en raison des convenances sociales, connues de chacun, universellement admises. Pour qu'elle se produise dans ces conditions, il faudra évidemment qu'elle soit *volontaire* (cette volonté étant conditionnée quelquefois à des processus impulsifs) et, pour qu'il soit volontaire, il faudra dans cette conscience, en sa généralité normale, certains troubles de la personnalité.

3° Voyons maintenant un cas mixte, également opposé de l'absence totale de personnalité et de l'existence d'une personnalité complète, quoique modifiée. Il s'agit d'états où les concepts se fragmentent, s'isolent les uns des autres, où, en particulier, l'attention et la volonté font des faux pas des plus nombreux, où, en un mot, la personnalité se désagrège.

Schématisons encore plus :

Il semble, pour user de termes commodes, et en revenant sur cette donnée, exposée plus haut, d'un centre spécial, que dans certains états psychiques où le gâtisme volontaire se répète avec une fréquence inaccoutumée, il y ait un véritable *éréthisme psycho-sphinctérien.*

Que dans les états d'inconscience, il y ait par opposition, une complète *paralysie psycho-sphinctérienne.*

Que dans les états démentiels enfin, il y ait, pour ainsi dire, de la *dyspraxie psycho-sphinctérienne.*

D'où le tableau :

Etats comateux — PARALYSIE psycho-sphinctérienne.
Etats démentiels — DYSPRAXIE psycho-sphinctérienne.
Etats délirants — ÉRÉTHISME psycho-sphinctérien.

Quant à la particularité de l'épisodisme elle peut, quoique de modalités très variables, se retrouver successivement dans ces trois états.

1° Dans les comas, il n'est épisodique qu'en tant qu'il est subordonné à l'affection primitive et disparaît naturellement avec elle. Il est pour ainsi dire *originellement épisodique ;*

2° Dans les états démentiels, il commence par être épisodique avant d'aboutir au gâtisme permanent. Il est *provisoirement épisodique* ;

3° Dans les états vésaniques, il apparaît, en général, épisodiquement au cours d'un état mental (lui-même épisodique quelquefois), à moins qu'il ne soit entretenu par des causes spéciales imputables au milieu, au genre de vie, etc. Il est, suivant ces circonstances, *originellement ou provisoirement épisodique.*

On nous accusera peut-être de rassembler ici des éléments très polymorphes, qu'on les considère au point de vue clinique ou pathogénique. On est bien amené cependant à procéder ainsi. Les faits sont complexes. Il faut les synthétiser, si disparates qu'ils puissent paraître au premier abord, si l'on veut ébaucher comme un chapitre de la séméiologie cérébrale, en y rattachant la séméiologie mentale, comme l'indiquent les tendances actuelles.

Il est d'ailleurs bien d'autres symptômes, ordinairement étudiés de compagnie, et qui présentent une toute aussi grande diversité d'origines et d'allures ! Quoi de plus différent, par exemple, que le mutisme de l'hystérique ou du dément? Que les tentatives de suicide d'un halluciné, d'un hypochondriaque, ou d'un paralytique général ? La séméiologie n'en exige pas moins le groupement de tous ces faits, encore qu'assez artificiel.

CHAPITRE PREMIER

LE GÂTISME DANS LES ÉTATS D'INCONSCIENCE

Procédons du simple au complexe. Avant d'étudier les différentes modalités des réactions sphinctériennes aux états de conscience, commençons par envisager le ou les cas où il n'est point besoin de tenir compte de la conscience, celle-ci étant supprimée. Nous avons rappelé plus haut les sections expérimentales du bulbe chez les animaux. Certains cas cliniques réalisent, pour ainsi dire une anencéphalie analogue. Ce sont ceux où, il y a abolition, en même temps que des fonctions cérébrales, des facultés motrices et sensibles, que la conscience soit en réalité abolie comme dans les comas, ou qu'elle soit, comme dans la stupeur, si entièrement ralentie qu'elle entrave toute relation avec le monde extérieur.

Mais auparavant, il nous semble nécessaire d'éliminer certaines pertes de connaissance, où l'on trouve, cliniquement, l'incontinence sphinctérienne, la *crise épileptique* en particulier. Que la crise épileptique se manifeste par des convulsions toniques et cloniques bien nettes, ou qu'elle se limite à une simple absence ou obnubilation passagère, la perte des urines en est un signe constant, et par conséquent capital pour le diagnostic. Nous éliminons l'épilepsie, cependant. Car il ne faut pas, croyons-nous, attribuer seulement cette incontinence à une perte de conscience passagère : elle semble bien résulter d'une véritable convulsion de la vessie, analogue aux spasmes concomitants des muscles de la face, des droits oculaires, etc. L'intensité de la puissance de compression vésicale sur son contenu force le sphincter, qui cède. C'est le pur phénomène convulsif.

COMAS.

D'une manière générale, les états comateux forcent l'attention par leur fréquence dans une foule d'affections différentes : infections (fièvres éruptives, dothiénentérie, tuberculose aiguë, paludisme, ictère grave, pneumonie, rhumatisme articulaire aigu, etc.) ; urémie ; diabète ; intoxications (saturnine, alcoolique.....) ; congestion cérébrale ; méningites à leur période terminale ; hémorrhagies et oblitérations artérielles cérébrales ; épilepsie, etc.

Rappelons seulement que le coma, phénomène le plus frappant du syndrôme apoplexie, se caractérise par la somnolence, l'assoupissement profond, avec perte de toutes les fonctions psycho-motrices et psycho-sensorielles. Dans une description magistrale, Boulay (1) nous montre le malade, dans le décubitus dorsal, abandonné aux lois physiques de la pesanteur et tendant sans cesse à glisser vers les pieds de son lit, pour peu que ce dernier soit incliné ; ses membres, tout le système de la locomotion ani-

(1) Boulay. *Dictionnaire encyclopédique des Sciences Médicales*, tr. *Coma*, p. 225.

mâle en état d'inertie, sans qu'il y ait pour cela de paralysie proprement dite...; toute conscience des sensations disparue ; les sens spéciaux éteints, la sensibilité générale absente... — Donc, abolition de la pensée, de la volonté, et surtout, phénomène plus grave, de la conscience.

Bien que conservées dans leur ensemble, les fonctions végétatives ne peuvent que se ressentir de l'énorme entrave ainsi apportée au fonctionnement cérébral. La respiration, la déglutition, etc. sont troublées.

Que deviennent alors les sphincters?

Ils ne peuvent qu'être viciés dans leur fonctionnement, et c'est là un point sur lequel tout le monde est d'accord. Tous les auteurs mentionnent, tout au moins, les « troubles des sphincters. » La question devient tout autre dès qu'il s'agit de les préciser.

Incontinence Urinaire. — En ce qui concerne la miction, les auteurs reconnaissent bien qu'il y a tantôt incontinence, et tantôt rétention, mais ils se dérobent à l'explication de ces faits, d'apparence vraiment contradictoire.

Il y a tantôt rétention, tantôt incontinence, dit simple Boulay. Si les sphincters sont paralysés, disent Blocq et Onanoff (1), c'est l'incontinence des urines et des matières fécales, mais dans d'autres cas, c'est la contractilité de la vessie et du rectum qui est abolie, et la rétention en est la conséquence. Cette explication, plus complète, n'est pas encore suffisante. Il s'agit précisément de savoir dans quel cas les sphincters sont paralysés, dans quel cas, au contraire, la contractilité des muscles longitudinaux des

1. Blocq et Onanoff. *Manuel de séméiologie nerveuse.*

réservoirs. Ce serait même une affaire individuelle (Féré) (1).

Nous croyons que pour l'interprétation de ces faits, il faut tenir compte de la gravité variable de l'état comateux, admise par tous les auteurs, et que Goldscheider (2) invoque le premier.

1° Ici, *le coma est léger*. Il n'y a de conscience, ni de mouvement. Mais les excitations fortes peuvent amener un réveil incomplet, provoquant encore quelques paroles balbutiées, incohérentes. La douleur est perçue, quoique bien obtusément, et se traduit par des plaintes, quelques mouvements volontaires parfois (1er degré, de Mayet (2). On peut admettre que c'est dans ces cas que la sensibilité de la muqueuse vésicale à la distension est perdue. L'arc réflexe qui donne la sensation simple de besoin étant vicié, la rétention se produit par cela même. L'urine s'accumule alors dans la vessie, qui ne peut se vider à cause de l'inertie de ses parois, et la dilatation peut devenir énorme. La pression de la paroi, qui est élastique, devient enfin précisément égale à la résistance sphinctérienne ; à ce moment chaque goutte d'urine, arrivée par les uretères, augmente d'une petite quantité la pression, qui dépasse alors la résistance. Un peu d'urine s'échappe alors par l'urèthre. La pression baisse aussitôt et le même cycle recommence, la vessie n'évacuant dès lors que son trop

1. Féré. *Des troubles urinaires dans les maladies du système nerveux et en particulier l'ataxie locomotrice. Arch. Neurol.*, 1884, p. 229.

2. Goldscheider, *Loc. cit.*

3. Mayet. *Traité de diagnostic médical et de séméiologie*, 1897, p. 400.

plein. L'écoulement devient alors continu, et l'urine coule goutte à goutte, presque sans interruption. Cette *incontinence par regorgement* peut conjurer quelque temps les accidents mortels d'une rupture de la vessie : elle est ainsi presque providentielle. Il faut ajouter cependant que la vessie paralysée contient constamment 200 à 300 grammes d'urine, malgré l'écoulement continuel, et ne peut être vidée complètement que par le cathétérisme, qui est d'ailleurs absolument indiqué.

2° Dans un autre cas, le *coma est profond* (3e degré de Mayet). Alors l'insensibilité, l'inertie musculaire, les troubles respiratoires et circulatoires sont poussés à leur plus haut degré, et les réflexes sont complètement abolis. L'anesthésie est alors plus forte, presque absolue. C'est dans ce cas qu'elle atteint la tonicité du sphincter, qui est une des dernières à céder. Ce tonus est en effet quelque chose de spécial. Ce n'est ni la contraction proprement dite, ni le relâchement complet du sommeil chloroformique, mais un état intermédiaire permanent, équivalant à une véritable fonction. C'est un état de sous-contraction qui n'est autre chose qu'un axe réflexe permanent (Brissaud) (1). C'est précisément cet arc réflexe qui ne fonctionne plus. L'évacuation se fait ici très fréquente, c'est *l'incontinence absolue*.

3° Toutefois dans la plupart des cas, l'incontinence est, séméiologiquement et pathogéniquement, tout autre.

Les malades confinés au lit, urinent bien sous eux. Mais qu'on change leur linge aussitôt mouillé, on voit qu'ils

1. Brissaud. *La maladie de Parkinson. Leçons sur les Mal. Nerveuses*, p. 498.

restent propres pendant plusieurs heures. Ce n'est qu'au bout d'un temps assez long qu'ils évacueront de nouveau, et en une seule fois, en quantité assez considérable. Si l'on se contente d'un examen superficiel, d'un interrogatoire rapide, on peut être induit en erreur, croire à un écoulement permanent. Mais si l'on interroge avec soin l'entourage, et qu'on examine fréquemment l'état des draps et alèzes, on voit que la vessie se laisse paisiblement remplir, et qu'elle n'évacue son contenu qu'une fois pleine, exactement comme dans une miction normale. Un cathétérisme pratiqué peu d'instants après la miction, ne montrerait pas une goutte d'urine dans la vessie ; il montrerait la réplétion au contraire, pratiqué un assez long temps après (Geffrier) (1).

Qu'y a-t-il donc de particulier dans cette miction où les malades urinent à leur insu ? C'est un réflexe ordinaire (Féré) (2). L'arc réflexe persiste, seul l'arc cérébral, conscient est rompu dans un de ses chaînons (Geffrier). Nous croyons pour notre part, qu'on peut aussi invoquer dans ces cas un processus relevant : ou de l'*acte instinctif* ou plutôt de l'*acte subconscient*, par suite de la persistance d'une très vague personnalité, qui s'ignore.

En résumé, il existe plusieurs variétés séméiologiques d'incontinence, dont les modalités différentes se retrouvent dans les comas, et doivent d'ailleurs être soigneusement distinguées les unes des autres par le praticien.

Incontinences { Incontinence par regorgement.
Incontinence vraie, totale.
Incontinence mictionnelle.

1. Geffrier. *Loc. cit.* p. 51.
2. Féré, *Loc. cit.*, p. 232.

Pratiquement, dans les comas, la rétention, qui répond aux cas moyens, est plus fréquente que l'incontinence. Rappelons qu'il en est de même dans les *états hystériques avec ou sans léthargie* où l'incontinence, soit primitive, soit secondaire, est aussi plus rare, (Gilles de la la Tourette) (1). La rétention dépend plus souvent alors d'une paralysie vésicale que d'un état spasmodique du col. (Lebreton (2), Lejamptel (3), Guingand) (4). Elle peut d'ailleurs débuter en même temps qu'une paraplégie.

Incontinence Rectale. — Ce que nous venons de dire pour le sphincter urinaire, peut s'appliquer au sphincter anal. La paralysie ou le relâchement du sphincter anal prédominent suivant les circonstances. Mais la constipation surtout, est un phénomène des plus communs dans les états comateux.

Quand il y a incontinence, les fèces sont évacuées une à deux fois par jour, quelquefois plus, quelquefois moins.

SOMMEIL HYSTÉRIQUE

On peut rapprocher ici certaines attaques de sommeil chez des hystériques.

1. Gilles de la Tourette, *Traité de l'hystérie*, 2e partie, II, p. 120.
2. Lebreton. *Des différentes variétés de la paralysie hystérique*, Th. Paris, 1838.
3. Lejamptel. *Etudes sur les paralysies musculaires d'origine hystérique*, Th. Paris, 1892.
4. Guingand. *Note sur la rétention d'urine d'origine hystérique*. Th. Paris, 1870.

En effet, la conscience y est comme en état de rêve, entièrement absorbée par des phénomènes intérieurs limitée à une sphère très étroite de représentations fixes, intellectuelles ou émotionnelles (Janet) (1). La réception des impressions du monde extérieur et de celles du propre corps peut être entièrement suspendue, et le malade rester à peu près totalement inerte, semblant n'avoir pas plus de pensée que de mouvements. Une observation typique va nous montrer ce que deviennent les sphincters dans ce cas.

Observation I (Résumée).

(M. Gilles de la Tourette) (2)

Mlle H... B..., 25 ans. Antécédents héréditaires chargés, hystériques et alcooliques. A la suite d'une vive frayeur (1883), une série d'attaques hystériques subintrantes. Après la dernière, tombe en l'état léthargique où elle est encore en 1887.

Thrismus, alimentation artificielle. Selles de plus en plus rares, involontaires. Miction également rare, involontaire. Règles disparues. De temps en temps, tous les mois environ, attaques convulsives : grande hystérie. La perte de connaissance reste toujours totale. Zône hystérogène sternale. Hémorrhagie buccale suivie de la disparition temporaire de la zône hystérogène.

Le faciès est celui d'une femme amaigrie, plongée dans un sommeil calme et profond. Respiration calme, légère, lente. Pouls 95-98. Température axillaire 37-37.8. Anesthésie totale. Imminence de contracture généralisée. Exagération des réfle-

1. Janet. *Etat mental des Hystériques, les Accidents mentaux*, p. 161.

2. Gilles de la Tourette. *Des attaques de sommeil hystérique. Arch. de Neurol.*, tome XV, 1888, p. 99-102.

xes rotuliens, trépidation spinale. Organes thoraciques et abdominaux paraissent sains. La percussion indique que la vessie est presque complètement vide. La miction est involontaire, les urines très peu abondantes. De temps en temps on vide le rectum, toujours peu chargé de matières dures, à l'aide de lavements appropriés.

Réflexions. — Le gâtisme est ici absolument complet. Il faut remarquer qu'il n'existe pas de rétention d'urine. S'est-elle montrée au début et l'incontinence n'a-t-elle été que secondaire ? C'est possible, d'autant plus que M. Gilles de la Tourette dit plus loin : la miction devient souvent involontaire pour peu que le sommeil se prolonge un jour ou deux. Mais les renseignements manquent sur ce point. L'incontinence primitive s'explique d'ailleurs très bien. Cette imminence de contracture qui est généralysée (à noter l'exagération très grande des réflexes rotuliens), ne peut-elle porter aussi sur le *detrutor uriæ*, qui se contracte, sitôt amassée la plus petite quantité d'urine? Ce fait que la vessie a *toujours* été trouvée vide à la palpation et à la percussion s'accorde avec cette supposition.

Dans les cas où la torpeur paraît moins complète, c'est la rétention qui survient. Ainsi, dans les observations de Boutges (1) où le coma varie d'intensité d'un jour à l'autre, où un côté se contracture alors que l'autre en résolution, on voit la rétention d'urine persister pendant toute la durée de l'affection (3 semaines dans l'observation IX).

1. Boutges, *de l'Hystérie comateuse*, th. Paris, 1875.

STUPEUR.

Nous rattachons à l'inconscience des comateux, en dehors de toute considération théorique, et nous tenant seulement sur le terrain séméiologique, certaines formes de stupeur, surtout celles qui s'accompagnent de catatonie, où le malade ne perçoit aucune des impressions venues du monde extérieur. Comme il est immobile, il est aussi insensible.

On comprend ce que peuvent dans ces cas devenir les sensations internes. L'appétit n'existe plus, le besoin de dormir est altéré, la fatigue n'est même pas ressentie (possibilité d'attitudes longuement prolongées). Ainsi le malade suivant de M. Dubuisson se tient depuis des années, dans une attitude qui paraît invraisemblable. — Dans ces conditions, les besoins d'urination et de défécation n'existent pas plus et le gâtisme se produit : l'évacuation s'accomplit par le moyen, soit du réflexe simple, persistant encore, sans aucune impulsion ni inhibition cérébrale, soit plutôt de la persistance des actes relevant de l'instinct ou d'une origine subconsciente, telle que nous la trouvions tout à l'heure. En tous cas, ces malades sont souvent d'une excessive malpropreté (Dagonet) (1). Ajoutons que si la stupeur se prolonge plus longtemps (plus d'un an) elle aboutit à la démence et au gâtisme définitif

1. H. Dagonet. *Traité des maladies mentales*, p. 220.

OBSERVATION II (personnelle).

(Service de M. Dubuisson).

T..., 28 ans.

Antécédents héréditaires. — Rien de connu du côté des grands parents. Père nerveux, déséquilibré. Mère ? Une sœur bien portante. Rien chez les collatéraux.

Antécédents personnels. — Convulsions à 2 ans, et à 10 ans (?) Rougeole. Fièvre typhoïde à 15 ans. Depuis, toujours sujet à des troubles céphaliques d'apparence congestive (céphalée, visage vultueux, cris nocturnes) qui nécessitent des soins continus.

Etat cérébral habituel : intelligent, bonne instruction primaire Reçu à l'Ecole Lavoisier, en sort brusquement « par un coup de tête ». Très insubordonné, vaniteux, n'acceptant ni ordres ni conseils. Affectueux. Pas d'excès alcooliques ni vénériens.

Histoire de la maladie. — Depuis 1891, idées vagues de persécution, on lui en veut, on le suit dans la rue, on cherche à empoisonner ses aliments. Accuse tout le monde, même ses proches. Se calfeutre dans sa chambre. Coexistence d'idées de grandeurs. Des accès d'excitation avec cris. En 1893, hallucination très actives de l'odorat, avec réactions de défense (fait brûler du papier, etc.). Gifle un brigadier de police. — Il entre alors à l'Asile en plein état d'exaltation délirante, avec insomnie.

A ce moment, désarroi intellectuel complet, mobilité très grande des conceptions, qui sont tour à tour, et par bouffées, mélancoliques, hypocondriaques, et surtout de persécution et de grandeur.

Etat actuel. — Depuis cette époque le malade est continuellement dans l'état suivant, sans qu'on puisse constater des rémittences ou d'exacerbations.

Ce qui frappe le plus c'est l'attitude affaisée et l'immobilité complète. Assis, le malade a le dos absolument courbé, la tête presque sur les genoux. Couché, il se ratatine dans son lit. Debout il reste dans cette position bizarre : les membres inférieurs complètement repliés, les mains collées aux genoux, le dos courbé en deux, la tête aussi tout près du sol. Cette position, malgré la fatigue qu'elle devrait occasioner, dure des heures, des journées entières.

Quand on relève le malade, on trouve un corps élancé, grêle. Le crâne est normal. Oreilles petites, non lobulées. Dents irrégulières comme implantation. Le faciès, anémique, est douloureusement tiré, rigide, sans la mollesse des physionomies démentielles. Il paraît beaucoup plus vieux que l'âge ne le comporte. Les sourcils sont contractés, les orbiculaires des paupières en spasme constant. Il faut vaincre leur résistance pour voir les pupilles qui sont inégales, la gauche légèrement plus grande, à réactions paresseuses. Yeux chassieux.

Dès le premier abord, on voit que la conscience est profondément troublée, comme dans un état de sommeil ou de rêve. Le malade ne répond pas à l'appel de son nom, ni aux invocations les plus fortes. Isolé dans son coin, il est indifférent à tout, ne voit rien, n'entend rien. Attention absolument impossible à provoquer. L'idéation semble nulle, la physionomie conservant constamment le même masque. Pas d'hallucinations apparentes. Pas d'anxiété. Sommeil bon.

Activité volontaire nulle. Aucun soin de toilette. Ne cherche même pas à se faire comprendre. Mutisme absolu, sauf quelques rares grognements. Grande résistance passive ; ne change de place que quand on le pousse. Les muscles sont tendus, ils résistent à tout mouvement qu'on veut leur imprimer. Léger degré de catatonie. Il n'existe que quelques mouvements automatiques, en nombre très restreint et toujours les mêmes (préhensions des aliments préalablement coupés, coups de poing brusques aux infirmiers qui l'habillent).

Alimentation normale. Respiration ralentie superficielle. Pouls lent, petit, contracté. Peau sèche, à température abaissée Mains humides, légèrement cyanotiques. Nez rouge constamment humide. Sensibilité cutanée extrêmement diminuée dans tous ses modes.

Gâtisme. — Le malade se laisse aller sous lui complètement. De jour comme de nuit. N'avertit jamais.

CHAPITRE II

LE GATISME DANS LES ÉTATS DÉMENTIELS.

I. — Les démences.

Un premier fait ressort de toutes les statistiques : le nombre extrêmement considérable de gâteux qui se rencontrent dans les affections démentielles en général, tous les déments étant destinés à le devenir tôt ou tard.

On sait, d'autre part, le très grand nombre de déments dont on peuple, bien à tort, nos asiles d'aliénés, et cela avec une croissance progressive. Alors qu'au temps d'Esquirol (1826-1833), les malades atteints de démence constituaient les 18 0/0 des entrants à l'Infirmerie du Dépôt, actuellement, ils en représentent les 20 0/0 (Garnier (1), Toulouse (2). Posons donc ce premier point, bien connu de toutes les personnes ayant approché les asiles, que sur la généralité des malades gâteux qui y sont soignés, la proportion des démentiels est, dès l'entrée, considérable.

D'ailleurs, on sait combien est vaste, en pathologie mentale, le groupe des démences. L'altération organique qui dissocie les fibres d'associations cérébrales se retrouve sous une *étiologie extrêmement variée.* Ce sont les états

1. P. Garnier. *La Folie à Paris.*
2. Toulouse, *Les Causes de la folie*, p. 206.

de sénilité dans lesquels le cerveau subit en quelque sorte cette métamorphose régressive qui ne représente qu'un phénomène partiel du processus général de l'évolution (démence sénile) (1) ; c'est, parallèlement, la démence précoce qui n'en diffère que par la rapidité de la marche et le jeune âge des sujets. Avec les vésanies chroniques qui peuvent passer aussi à la démence, soit assez rapidement, soit simplement par les progrès de l'âge, il y a, enfin, d'une manière générale, toutes les démences secondaires organiques, où les altérations vasculaires, de même que l'inflammation, dérivent de l'influence de causes occasionnelles, agents pathogènes intra et extra-vasculaires, agents infectieux microbiens, toxines, ou toxiques bien définis comme le plomb ou l'alcool (2). On sait, enfin, la place spéciale qu'occupe parmi ces processus démentiels la paralysie générale, démence généralisée avec phénomènes d'incoordination motrice aboutissant à la paralysie également généralisée (Magnan et Sérieux) (3).

Dans toutes ces affections à caractère démentiel, la déchéance de la possibilité de retenir ses déjections, lorsqu'elle apparaît, précède la disparition de la possibilité de marcher. Comme les idiots montrent le phénomène inverse : l'acquisition de la marche devançant l'acquisition de la fonction sphinctérienne (Sollier) (4), on voit ici une preuve curieuse de la loi générale de la Régression.

1. Krafft-Ebing. *Lehrbuch der Psychiätrie*. Trad. Laurent, p. 709.
2. Pr Joffroy. *Anatomie et physiologie pathologiques de la Paralysie générale*. Leçon recueillie par Pactet. *Bull. Méd.*, 1894, p. 553.
3. Magnan et Sérieux. *La Paralysie générale*, p. 10.
4. Sollier. *Pyschologie de l'Idiot et de l'imbécile*, p. 252.

Aussi serait-il intéressant, d'interroger le gâtisme de vieux déments, *gâteux et déments complets*, qu'on est obligé de maintenir au lit d'une manière permanente. Toutefois, ce n'est point là notre but. La sphère psychologique de ces malades est en effet restreinte au minimum, ce qui rend presque impossible, dans la recherche de l'incontinence, la détermination pathogénétique exacte. — Nous voudrions seulement montrer le rôle de l'incontinence sphinctérienne, à une période où le malade n'est pas si avancé qu'on ne puisse encore l'interroger avec profit, et où l'on a précisément le plus grand intérêt à démêler le diagnostic et à décider, sinon d'un traitement que l'on ne paraît pas près de connaître encore, du moins d'un pronostic dont la détermination est capitale pour la santé, quelquefois même l'honorabilité du malade (Période Médico-légale).

Ces cas de *gâtisme épisodique*, transitoire, nous les verrons survenir en particulier chez les déments séniles et les paralytiques généraux, absolument au même titre, quand l'encéphale seul est en jeu, que les hémiplégies ou les troubles de la parole à résolution rapide. A priori, on comprend que ces faits puissent se produire alors que les circonvolutions seules sont touchées, des altérations de la capsule interne ou des noyaux centraux produisant toujours des paralysies durables.

Auparavant toutefois, il est nécessaire d'éliminer une série d'*affections locales des voies urinaires*, qui, au premier abord, pourraient être confondues avec une incontinence proprement dite, et qu'il n'est pas, pour cela, superflu de mentionner. Ce sont surtout :

1° L'*hypertrophie de la prostate,* ou la simple *dysurie d'origine vésicale,* atonie vésicale de Rochet (1), causes fréquentes de la rétention sénile, souvent méconnues, mal soignées, et suivies d'une incontinence secondaire.

2° Une *cystite* banale, par cathétérismes répétés et malpropres, rétrécissements de l'urèthre etc., — en mettant à part tout ce groupe de cystites que favorisent les lésions spinales, avec ou non appoint de troubles trophiques (Charcot).

Pour tous ces cas, on s'aidera comme toujours, des commémoratifs, du toucher, de l'examen des urines, etc. Insistons sur la nécessité de toujours pratiquer cet examen préliminaire.

PARALYSIE GÉNÉRALE.

Nous commençons par la paralysie générale, où l'incontinence vésico-rectale est d'une fréquence extrême.

Or, les auteurs insistent peu sur celle-ci, à part quelques-uns. Ainsi, pour M. Régis (2), elle est d'un intérêt capital, comme annonçant la période terminale. Il y a d'abord urination nocturne au lit, puis dans les vêtements, d'abord par intermittences, puis continuellement. Peu à peu, les sphincters, vésical et rectal, se paralysent. Plus rarement,

1. Rochet. *Les vieux qui urinent mal. Province Médicale,* 8 mai 1897.

2. Régis, *loc. cit.,* p. 317.

il y a double rétention. Pour MM. Magnan et Sérieux (1) : de même que la partie supérieure du tube digestif perd sa contractilité, de même il y a incontinence ou rétention, selon les cas, vésicale ou rectale.

Précisément, la proportion relative de ces deux troubles sphinctériens est intéressante à comparer, et la statistique de Naecke (2) nous renseigne à cet égard. Sur 100 paralytiques soignés dans les asiles, il en est 42 qui sont gâteux, — 39 d'après la statistique de Kaes (3), — qui peuvent se décomposer ainsi :

Gâteux urinaires simples............	25 0/0
Gâteux complets......................	17 0/0
Total.......	42 0/0

Quelles sont donc les causes immédiates qui rendent ce symptôme morbide si fréquent ?

Causes psychiques. — Il ne faut accuser, tout d'abord, que l'ensemble des troubles démentiels, qui frappent systématiquement les différentes fonctions psychiques : idéation, sentiment, volonté. L'incontinence peut relever de chacune de leurs nombreuses anomalités.

I. — Tout concourt à la désintégration de la personnalité, les TROUBLES INTELLECTUELS en premier lieu. La fatigue de l'*attention*, qui apparaît d'autant plus vite que

1. Magnan et Sérieux. *Loc. cit.*, p. 44.
2. Naecke, *Loc. cit.*, 1895.
3. Kaes. *Allg. Zeitschr. f. Psych.*, 1895, p. 710.

les nécessités de la profession du sujet exigent plus d'applications, finit par atteindre aussi l'attention consacrée à la satisfaction des besoins d'évacuation. De son côté, le profond affaissement de l'*observation*, de *la réflexion*, de la *critique* empêche le paralytique de saisir assez nettement, quel est pour l'acte le moment le plus convenable (Erreurs de temps, d'endroits, etc.). L'association des idées, est, de plus, viciée ou sérieusement empêchée; et chaque idée erre, sans relation avec les autres, à l'aventure.

Notons que les troubles de la *mémoire* jouent forcément un rôle direct moins grand, ces troubles portant surtout sur l'acquisition de faits nouveaux, et les habitudes mictionnelles étant acquises de vieille date.

Cette désintégration intellectuelle explique l'indifférence totale du malade pour ce qui l'entoure et l'inconscience où il est de son état.

II. — Il faut tenir compte d'un autre élément très influent qui intervient aussi dès le début : LES MODIFICATIONS DU CARACTÈRE. Les réactions du sujet, au contact du monde extérieur, sont complètement modifiées. Les femmes, jadis irréprochables, n'ont plus soin d'elles-mêmes, manquent de toute pudeur. Des hommes intellectuellement élevés deviennent indifférents à leurs principes les plus chers, et étalent une grossièreté, un cynisme, dont on ne saisit pas dans l'entourage la véritable signification. Il semble que les tendances instinctives, n'étant plus réfrénées, s'émancipent complètement, et qu'alors, éclatent sans rien qui les modère, les manifestations brutales et réflexes des instincts surexcités (Magnan et

Sérieux (1). Aussi les actes d'évacuation sont-ils empreints d'une inconvenance dont l'histoire médico-légale n'est plus à faire.

III. — Ajoutons-y enfin l'AFFAIBLISSEMENT DE L'INHIBITION VOLONTAIRE. Le malade, incapable de réflexion, ne sait plus résister aux sollicitations des penchants et des appétits. Stimulé par les exigences d'instincts auxquels manque leur contrepoids habituel, il est à la merci de ces derniers. Il se laisse aller avec une inconscience complète aux actes les plus insolites.

En résumé, tous ces actes, l'évacuation mictionnelle et fécale en premier lieu, témoignent de la modification totale et de la désintégration de l'individualité psychique.

Toutes ces indications générales sont nécessaires à l'étude des troubles sphinctériens, dont elles servent à différencier les modalités si diverses. Ce sera en effet, tantôt le trouble de mémoire ou d'association, tantôt la déchéance morale qu'il faudra accuser, et nous chercherons à retrouver, chemin faisant, dans nos observations, ceux de ces processus possibles à définir.

Mais, d'une manière générale, rien n'est plus curieux, *cliniquement*, que l'incontinence des paralytiques.

Voici, par exemple, un individu dont la figure radieuse, l'excitation des discours, les gestes singulièrement exubérants sont en rapport avec les idées de grandeurs ou de richesses. Tandis qu'il les développe compendieusement, on s'aperçoit qu'il s'est soudain oublié. Ou bien l'accident arrive, alors que, le teint frais, la face colorée, car l'ap-

1. Magnan et Sérieux. *Loc. cit.*, p. 11 20.

pétit est vorace et l'engraissement rapide, le malade rassurait encore les siens par des protestations optimistes sur l'état de sa santé et de ses forces! — Il se laisse aller franchement, sans réticence, le sourire aux lèvres quelquefois. Les reproches il les écoute silencieusement, dans une attitude de soumission puérile ; ou il y demeure tout à fait indifférent, comme s'il s'agissait d'un autre que lui; ou encore il se prend d'un brusque mouvement de colère; d'autres fois, plus inconscient encore, il éclate tout simplement de son rire niais.....

Quelques causes psychiques spéciales. — A côté des causes d'ordre général, il est un certain nombre d'états particuliers de la conscience qui nous semblent à invoquer, comme favorisant l'éclosion d'un gâtisme précoce dans des cas relativement nombreux :

1° C'est d'abord l'*état passager de confusion* qui exagère d'une manière très appréciable l'impossibilité pour le malade de toute opération psychique, véritable état crépusculaire. Par exemple à la suite d'une fièvre infectieuse, même bénigne, intercurrente ; ou même, cas infiniment plus fréquent, quasi-physiologique, le matin au réveil, ou la nuit, dans les cas de demi-sommeil. Aussi l'incontinence apparaît-elle tout d'abord la nuit;

2° Citons aussi ces accès d'*anxiété* à développement brusque, fréquents chez les paralytiques, où l'émotion intense produit les effets étudiés plus haut.

C'est souvent à l'une de ces deux causes qu'est dûe l'intermittence, l'épisodisme réel de l'incontinence sphinctérienne.

Observation III (personnelle).

(Service du professeur Joffroy).

Albertine G..., allumettière, 21 ans.

Antécédents héréditaires — Père mort à 38 ans, phtisique. Alcoolique chronique. Syphilis (??). Un oncle paternel mort phtisique. Mère, 44 ans, sujette aux migraines. Une tante maternelle, hébéphrénique pendant 6 mois, à l'âge de 16 ans.

Antécédents personnels. — Née à terme. Fort maltraitée en nourrice. N'a marché qu'à 21 mois. A 18, adénites cervicales suppurées. Propre depuis l'âge de deux ans. Etant toute petite, il fallait se lever deux ou trois fois par nuit pour lui faire faire ses besoins, mais elle appelait toujours. Même étant plus grande, elle se levait au moins deux fois chaque nuit. De 2 à 7 ans : rougeole, scarlatine, fièvre muqueuse, érysipèle. Intelligence normale. A pu apprendre à lire et à écrire. Entre, à 16 ans, dans une fabrique d'allumettes où elle travaille à l'emboîtage. De 16 à 20 ans, gingivites phosphorées très fréquentes. Ne semble pas avoir eu la syphilis : aucun stigmate.

Histoire de la maladie. — Début à l'âge de 21 ans, par une hémiplégie droite survenue sans perte de connaissance, à la suite d'une forte céphalalgie. Elle dure deux jours et se dissipe complètement. Six mois après, une seconde attaque survient, semblable à la première. Depuis un an, à chaque époque menstruelle l'hémiplégie se reproduit, dure quelques heures, un jour ou deux, puis disparait.

Depuis la première attaque d'hémiplégie, sa mère s'est aperçue d'un *affaiblissement lent* et progressif des facultés intellectuelles, en même temps que la parole est devenue trainante, légèrement embarrassée.

En décembre 1896, appparition d'un accès délirant *à forme mélancolique*. Refus d'aliments, craintes d'empoisonnement. Cet accès ne dure que quelques jours.

Puis, autre marotte : elle a mis au monde une petite fille, qui s'appelle Albertine, et chaque jour elle répète : « Hier, j'ai eu une petite fille » (Mars 1897).

Entre à l'Asile clinique (Avril 1897).

Etat mental. — L'affaiblissement intellectuel domine tout. Raconte sur un ton niais et plusieurs fois, sans s'en rendre compte; les mêmes faits, qui n'ont aucun rapport logique entre eux ; Il s'y mêle des idées absurdes relatives à l'enfant qu'elle a mise au monde *hier*. La mémoire ne paraît pas profondément atteinte : elle sait son âge, la date du jour, l'adresse exacte de sa demeure. Elle paraît avoir quelques illusions auditives : entendant un léger bruit dans la pièce voisine, elle crie : Papa et maman sont là, Eugène aussi !

L'état cénesthétique est plutôt gai ; la malade est contente, heureuse de vivre, ce qui se manifeste sur son visage béat, souriant, coloré, légèrement congestionné même.

Etat physique. — Parole tremblante et embarrassée. Prononciation tantôt lente, chantante, tantôt précipitée et embrouillée. Scansion. Tremblement de la langue et des lèvres. Démarche lente, difficile ; grande difficulté à se tenir sur ses jambes, souvent chutes. Réflexes rotuliens exagérés, clonus. Pas d'inégalité pupillaire. L'examen des réflexes pupillaires a été tenté, mais sans succès, vu l'impossibilité de fixer l'attention.

Gâtisme. — En décembre 1896, étant en traitement à la Salpêtrière, pour son accès mélancolique (*anxiété*), elle urine deux fois sous elle, dans la station debout. Revenue deux jours après chez elle, quoique restant encore debout la plus grande partie de la journée, elle ne gâte plus.

Huit jours après, l'incontinence urinaire reprend, à l'occasion d'un *accès de fièvre* (?) avec frisson, claquement de dents, qui la force à rester au lit. Le gâtisme ne se produit alors que deux fois, à 2 ou 3 jours d'intervalle : la première fois, c'était juste le deuxième jour de son alitement : ce jour là, il y avait état d'*anxiété* remarquable, et peurs réitérées, on ne sait pour quel motif. Elle se rend compte aussitôt après, de sa malpropreté, soulignée par les reproches de sa mère, et promet de ne pas recommencer.

Une autre fois, *trouble intellectuel*, elle urine sous elle étant assise : elle se figurait être sur un seau hygiénique ! Il est vrai de dire que sa mère était attentive à tous ses besoins, exprimés d'une certaine manière (frictions du ventre).

Puis, amélioration : la malade redevenant plus active, ne gâte plus, quoique toujours levée.

Le 28 mai. — Une crise d'excitation nocturne (sent son lait monter dans ses seins), chante, crie, sans que se produise d'incontinence.

Aujourd'hui, *à l'Asile*, le gatisme est devenu permanent. Elle se laisse aller complètement sous elle ; n'appelle jamais.

Observation IV (personnelle).

(Service du professeur Joffroy).

Ernest M.., 30 ans; employé de commerce.

Antécédents héréditaires. — Père mort d'une maladie de foie. Mère, 50 ans bien portante. Pas d'aliénés ni de nerveux dans la famille (??). Une petite fille de 6 ans 1/2 bien portante.

Antécédents personnels. — Pas de renseignements sur sa jeunesse. Marié à 28 ans. Bon époux, un peu jaloux, se monte la tête facilement. Toujours soucieux, scrupuleux. Peu de conversation sur ce qui n'a pas trait à sa profession. N'a jamais présenté des symptômes de syphilis, au dire de sa femme. Pas de céphalées. Pas d'acoolisme.

Histoire de la maladie. — Changement de caractère en 1891. Devient triste, sombre, préoccupé de sa santé. *Affaiblissement progressif* de la mémoire (1896). Amnésie antérograde. Se rappelle au contraire tous les souvenirs passés. S'embrouille quelquefois dans son jeu de cartes ou sa conversation. Dans sa profession cependant, on ne s'aperçoit de rien d'anormal.

30 décembre 1896. — Une crise d'étouffement nocturne (?) avec *anxiété*, cyanose, sans cause connue. Le gâtisme urinaire apparaît au plus fort de l'anxiété, sans qu'il s'en rende compte au moment même. Va lui-même aux cabinets pour la défécation. Mis au traitement mixte. La journée du 30 est normale. — Nuit du 30-31 : A 3 heures du matin, début d'un nouvel accès d'anxiété, cyanose, etc. Gâtisme urinaire seulement nocturne, et seulement une fois. — Le 31 : reste couché. Se laisse aller deux ou trois fois dans la journée. — Nuit du 31-1er janvier. Gâtisme urinaire, inconscient. Le traitement mixte est continué. — 1er janvier. Le malade demande le bassin à partir de ce moment.

Le délire commence alors (appoint alcoolique passager ?). Il a des ennemis, des chefs de bureau qui lui en veulent. Hallucinations visuelles. Il voit, toujours au même endroit, au plafond, des araignées, des brouillards, de la fumée. Hallucinations auditives. Parle, répond à ses ennemis. Mais on ne comprend déjà plus ce qu'il dit. Pas de refus d'alimentation. — Il se remet le 15 janvier et peut sortir, mais il ne reprend pas son travail. Continuation du traitement.

La démence progresse alors, il se trompe de chemin, se trompe de porte. Prend de temps en temps quelque menu objet d'alimentation. Non gourmand cependant.

Le 14 mai, une *nouvelle crise d'anxiété* comme la première, mais sans hallucinations. A 4 heures du matin, il laisse échapper, ses matières fécales, puis se rendort. Sa femme l'en fait apercevoir à son réveil. Il se fâche, sanglote. — Reste alors quatre jours couché dans un *état de somnolence*. Pas de paralysie, sauf la langue qui ne remue pas. (Abolition complète du sentiment, de la volonté) ; serre les dents quand on veut l'alimenter ; à ce moment, gâtisme fécal après une constipation de quatre jours, suivie de purgation. Le gâtisme urinaire apparaît, après rétention de 36 heures environ ; pas de cathétérisme. Urine enfin tout seul comme auparavant. Amaigrissement considérable. — Au sortir de son demi-coma, la démence a fait des progrès énormes. Quelquefois, il demande le vase, quelquefois il se fait dessous, soit couché, soit debout. Un jour même il urine contre le mur. Était alors agité. Voulait sortir, prendre le train. On fut obligé de le tenir. Incohérence des propos, mais pas d'hallucinations.

C'est alors qu'il entre à l'Asile, complètement malpropre.

Causes organiques : Parésie, paralysie sphinctérienne. — A côté de ces motifs d'origine psychique, se rangent, sur un même plan, des causes purement organiques, en premier lieu l'affaiblissement général des forces musculaires. Si l'on a pu le comparer de tous points aux affaiblissements de toutes les affections chroniques (1), pour la plupart des auteurs, au contraire, il

1. Christian. *Nature des troubles musculaires dans la paralysie générale des aliénés. Ann. Med. — Ps.*, 1870, p. 32.

est très spécial et caractérise la démence paralytique (les exaltations du début mises à part). Pour Descourtis (1), (recherches au dynamomètre Mathieu), les forces sont diminuées, le plus souvent, dès le début (Moyenne : M.D : 34,7, M.G : 30,2; au lieu de M.D : 54,3, M.G : 47,1, chez l'homme normal). De plus, la déchéance physique ne suit guère une marche continue, que dans les cas d'attaque apoplectiformes ou épileptiformes. Les mouvements reviennent alors peu à peu, après la paralysie post-cristique. Mais d'ordinaire, la puissance dynamométrique subit des oscillations considérables. On serait tenté de croire, *a priori*, que les accidents de gâtisme ne sont dus qu'à une impuissance générale de l'organisme, dès que l'abaissement des forces est arrivé à un certain degré ? Il n'en n'est rien. Les malades deviennent et restent incontinents pendant des années, bien que leurs forces demeurent à un taux assez élevé. D'autres, au contraire, gardent très bien leurs matières, qui n'ont presque plus de force musculaire. — Au fond, il ne faudrait point s'exagérer l'importance de cet affaiblissement, de cette « fonte paralytique ». Même la mort par cachexie pure et simple est plutôt rare (Arnaud) (2).

Aussi le trouble peut-il être quelquefois rapporté, à une de ces altérations neurales, que l'on entrevoit aujourd'hui : le neurône sensitif, le neurône moteur peuvent

1. Descourtis. *De l'état des forces chez les paralytiques généraux*, *L'Encéphale*, 1884, p. 47.

2. Arnaud. *Sur la période terminale de la paralysie générale et sur la mort des paralytiques généraux*. *Arch. Neur.* Juin, 1897.

être touchés, celui-ci primitivement ou secondairement au trouble sensitif, et tous deux conditionnent le trouble vésical. Quant à l'explication de l'épisodisme, on pourrait la trouver dans ce que De Massary (1) dit des paralysies tabétiques éphémères. Grâce aux divisions des cylindres axes et aux collatérales, les neurônes moteurs recueillent de nombreux neurônes leur excitation fonctionnelle. Comme il arrive pour les irrigations supplémentaires dans les ligatures artérielles, le courant se rétablit peu à peu par les voies collatérales, et les phénomènes paralytiques disparaissent.

Quoi qu'il en soit, l'observation suivante va nous montrer le trouble sphinctérien apparaissant d'une manière précoce, en l'absence de tout autre trouble paralytique, et par suite d'une intéressante application à la détermination d'un diagnostic hésitant.

Observation V (personnelle).

Ernest F..., 59 ans, employé de pharmacie.

Antécédents héréditaires. — Père nerveux, mort accidentellement. Mère nerveuse, morte sénile. Frère mort subitement à 57 ans. Une fille morte en 1887, de la fièvre typhoïde.

Antécédents personnels. — Pas de renseignements sur la première enfance. Toujours maladif, mais pas d'affections graves. Irritable. Pleure facilement. Très intelligent. Excellent employé, ne faisant jamais d'erreurs dans ses nombreux calculs. Pas de syndrôme psychique de dégénérescence.

Céphalées au moins depuis 20 ans, diurnes irrégulières. Bronchites répétées. Transpirations céphaliques.

1. De Massary. *Le Tabes dorsalis, dégénérescence du proto neurône centripète*, Th. Paris, 1896, p. 113.

1 litre 1/2 de vin par jour, et c'est tout. Pas de signes d'éthylisme. A été soigné pour une gastrite dont la cause est inconnue. — On affirme qu'il n'a pas eu de syphilis. — Chagrins de famille; mort de sa fille en 1887. Inconduite de son fils.

Histoire de la maladie. — Dès octobre 1896, légères absences de mémoire et une certaine bizarrerie de manières. Collectionne des images, et les cache dans des coins, pour gagner beaucoup d'argent avec, dit-il quelque temps après. Les idées de grandeur battent alors leur plein : exubérance, gaieté continuelle, en même temps qu'irritabilité croissante. Il va débuter au théâtre, on entendra parler de lui. Une fugue, sur laquelle il ne veut pas s'expliquer.

— A l'Asile (27 avril 1897) il se présente en état de légère excitation maniaque, (lacération de vêtements, cheveux en désordre). La parole est facile, les réponses aux questions ordinaires, assez sensées d'abord, mais la mégalomanie apparaît bientôt. Il est poète, quand ça lui plaît. Il a envoyé à un journal 100.000 francs, que son père lui a laissés. Il a gagné 35.000 francs dans le journalisme, touchera 100 francs par jour à copier des adresses. Est chevalier de la Légion d'honneur, pour ses actions d'éclat. Va se marier demain. Est robuste, invulnérable comme Achille. Entrecoupe le tout de chants, de tirades emphatiques, qu'on dirait apprises par cœur. Impossible alors de l'interrompre, emporté qu'il est dans des considérations politiques, scientifiques, érotiques surtout, dont l'incohérence n'est pas toujours très sensible. Entremêle des mots anglais, allemands. Répond oui à toutes les questions indistinctement, en les amplifiant dans le sens de l'interrogation. Inconscience partielle de sa situation ; se sait à Sainte-Anne, mais en ignore les raisons.

Le diagnostic de démence se ratifie par les troubles de la lecture et de l'écriture (quelques mots passés, confondus de ci, de là), du calcul, exact en général mais omission complète des chiffres de retenue). Jugement erroné. Mémoire affaiblie pour les faits, les dates, contradictions, absurdités énormités. Perte des sentiments affectifs. — Le diagnostic de démence sénile paraît probable : *motilité normale ;* réflexes tendineux légèrement exagérés ; *pas de troubles de la parole* (mots d'épreuve prononcés normalement) ; *tremblement des mains extrêmement peu accentué, presque nul aussi à la langue.* Ecriture à peine troublée ! Inégalité pupillaire seulement très légère (D > G). *Réflexes pupillaires existent* des deux côtés, quoique très faibles. Sensibilité normale.

Gâtisme. — A été noté avant l'entrée, le 8 février pour la première fois.

Subitement apparaît la pollakiurie, miction nécessaire toutes les 1/2 heures. Alors, il arrive de plus que, chaque fois qu'il a besoin et veut prendre le vase, il se sent subitement mouillé. Et cela, de jour comme de nuit.

Notons qu'il y a quelques années, à deux reprises différentes miction nocturne, involontaire, suivie de réveil immédiat (Pas de phénomènes convulsifs). Le fait ne s'était jamais reproduit.

Quelques jours après l'entrée du malade à l'asile, le gâtisme est signalé comme complet.

Mort en l'espace de quelques heures, par attaque apoplectiforme (le 11 mai 1897).

Résumé de l'autopsie. — Athérôme basilaire, cérébral. Diminution de poids des hémisphères. Adhérences corticales, prédominant sur les circonvolutions frontales, surtout la première; quelques-unes temporales. Dépoli, granulations ventriculaires. Pas de lésions médullaires à l'œil nu. Tuberculose pulmonaire. Reins scléro-kystiques. — Diagnost. : Paralysie générale.

Réflexions. — Une incontinence urinaire aussi précoce, apparaissant bien avant les troubles démentiels et consciente dès son apparition, paraît bien relever d'une véritable paralysie nettement localisée au tonus sphinctérien (motricité normale, puissance dynamométrique conservée). Nous croyons qu'un affaiblissement aussi rapide et aussi prononcé pourrait être d'une importance diagnostique assez forte, précisément dans les cas, comme celui-ci douteux entre la démence sénile et la démence paralytique.

Incontinence d'urine post-rétentionnelle. — L'incontinence peut enfin provenir de la rétention, fréquente chez les paralytiques généraux (incontinence par regorgement). Cette rétention survient fréquemment, tout symptôme paralytique mis à part, comme résultat de la simple *inattention, qui accompagne les démences déjà profondes, et qui subit d'ailleurs des oscillations notables d'un jour à l'autre.* Il est vrai qu'il faut aussi tenir compte de l'excitabilité réflexe, souvent diminuée dans ces cas.

Les *attaques apoplectiformes* peuvent naturellement s'accompagner de tous les troubles vésico-rectaux étudiés à propos des comas.

Incontinence anale post-diarrhéique. — De son côté l'incontinence anale est souvent suscitée par certains accès épileptiformes, qui amènent à leur suite des flux aqueux alvins.

Bien souvent dans ces cas, le toucher rectal montrerait l'atonicité du sphincter (1).

RÉMISSIONS. — A la question du gâtisme se rattache de très près la question si discutée des rémissions. A côté des cas de paralysie générale qui se prolongent un temps très long, en restant dans le même état, il en est d'autres, en effet, où la longue durée de l'affection repose sur l'atténuation des symptômes morbides, ici des symptômes délirants, venant ainsi compliquer le problème de la guérison de la paralysie générale. Mais il est des rémissions même dans les formes démentes et précisément ces rémissions se jugent par l'atténuation des symptômes moteurs, et du gâtisme en particulier. C'est que, sans doute, les phénomènes congestifs disparaissent,

1. W. Bewan-Lewis. *A Text-Book of mental diseases.* London, 1880, p. 285.

les lésions inflammatoires se localisent, les parties du cerveau restées ou redevenues saines suppléant au fonctionnement des parties atteintes par une lésion définitive (Voisin) (1). Bien entendu, presque toujours cette guérison n'est qu'apparente.

Sans rechercher quels sont les troubles qui persistent pendant cette période de rémission, point encore en litige, il semble que l'incontinence soit précisément un des phénomènes dont la rémittence est la plus nette. Ainsi du moins va nous le montrer la malade suivante, étudiée déjà par Ecart (2), et chez laquelle on peut véritablement parler d'un gâtisme épisodique.

Observation VI (personnelle).

(Service du professeur Joffroy).

Marie B..., 40 ans, tailleuse.

Antécédents héréditaires. — Grand-père, saturnin, mort à 48 ans. Grand'mère, morte asthmatique, à 51 ans. Père, 78 ans, hémiplégie post-apoplectique ; alcoolique. Jamais de délire. Mère, 76 ans, goitre, non nerveuse. Deux frères, l'un de 50 ans, bien portant, l'autre mort à Villejuif, à 49 ans, de paralysie générale. Deux sœurs, 1° 48 ans, bien portante, 2° 42 ans, bien portante. Tous ont eu des convulsions dans l'enfance.

Antécédents personnels. — Née à terme. Nourrie au sein par sa mère pendant 11 mois. Convulsions au moment de la dentition. A 8 ans, elle a reçu d'une camarade un coup de pierre sur la partie osseuse du nez qui présente depuis la déformation qu'on observe aujourd'hui. A appris facilement à lire et à écrire (?). Toujours taciturne.

1. A. Voisin. *De la Paralysie générale des aliénés.*

2. Ecart. *Quelques observations de Paralysie générale à longue durée.* Th. Paris, 1896.

Réglée à 13 ans. Mariée à 20. A eu deux enfants mort-nés. Les deux accouchements ont été faits au forceps. — Pas de syphilis ;

A l'âge de 20 ans, elle aurait déjà manifesté des idées bizarres, espérant devenir très riche, voulant même acheter un petit château, etc..., alors que son mari gagnait à peine de quoi vivre. Plus tard (1871) elle assurait que Canrobert et Mac-Mahon devaient être ses parents, et qu'elle hériterait d'eux.

Histoire de la maladie. — En septembre 1881 : Attaque épileptiforme ou apoplectiforme : elle tombe subitement sans connaissance ; écume aux lèvres, mais pas de convulsions. L'attaque dure 3/4 d'heure. L'embarras de la parole s'accentue aussitôt après. C'est à partir de la même époque que la malade présente de l'affaiblissement très marqué de la mémoire avec conceptions délirantes hypocondriaques et mégalomaniaques. Elle était mariée avec l'Empereur, avait 60 enfants dans son ventre etc.

M. le Dr Vallon notait alors (1882); au point de vue physique : le météorisme, qui a persisté pendant très longtemps, et des troubles vésicaux.

Entre à l'asile. Diagnostic : Paralysie générale.

1883. — Affaiblissement intellectuel prononcé. Ne sait pas son âge, se rappelle cependant la date de sa naissance et la date de son mariage. Ne sait plus calculer. Sa famille possède 12 mille 500 milliards, il lui revient 33 milliards par jour. Mais, elle avoue naïvement qu'elle n'a jamais touché un sou et qu'elle est obligée pour vivre de travailler aux équipements militaires. — Elle descend de la famille princière de Monaco. Celui-ci est venu la voir dimanche dernier dans le service, avec tout son état-major. Aucune idée de persécutions, pas de conceptions mélancoliques ou hypocondriaques.

Etat physique. — Partie osseuse du nez affaissée. La malade prétend que cette lésion osseuse est congénitale. Prognathisme léger. Dentition défectueuse, caries multiples et profondes. La langue n'est pas déviée ; tremblement fibrillaire. Pas de tremblement des mains. Au dynamomètre, M.D. 30. M.G. 24. — Marche bonne. Se tient solidement sur la jambe droite ; un peu moins sur la jambe gauche. Pas de signes de Romberg. Réflexes rotuliens un peu exagérés. Pupille gauche plus large. Son réflexe accommodateur, très affaibli. La pupille droite ne réagit pas à la lumière, mais très bien à la distance. Vue assez bonne.

Muscles extrinsèques oculaires normaux. Sensibilité cutanée normale, égale des deux côtés. L'ouïe l'odorat, le goût sont normaux. Pas de troubles digestifs.

Depuis que la malade est à l'asile, elle n'a jamais eu aucune attaque épileptiforme ou apoplectiforme. Elle s'y est d'ailleurs améliorée, après une période d'excitation maniaque qui, pendant 5 ans, a nécessité des soins spéciaux, et l'isolement cellulaire fréquent. Depuis 1892, elle commence à travailler quelque peu dans le service. Elle séjourne, très tranquille, dans les cours, balaie, fait le ménage. Par exemple, elle ramasse constamment tous les objets qu'elle peut trouver. Tremblement fibrillaire persistant du mentonet de la lèvre inférieure, se produisant ou spontanément ou par excitation mécanique. La parole est toujours difficile : Dit bien « artilleur de l'artillerie » — mais ne peut dire « Nabuchodonosor ». Toutefois, amélioration aussi de ce côté. La marche est toujours bonne. Ménopause en juin 1894. Curieuse résorption progressive de la machine supérieure (bien plus prononcée à droite).

En juillet 1895, on trouve l'inégalité pupillaire encore plus nette. Absence de toute réaction à la lumière ; mais l'accomodation est conservée. L'acuité est normale. Parole embarrassée dans la prononciation des mots longs. Réflexes tendineux conservés. Sensibilité intacte. Léger tremblement de la langue. Mais l'état mental est vraiment amélioré. La malade dit très bien son âge, la date, etc. L'affaiblissement intellectuel perceptible n'est que léger. Toujours quelques préoccupations mégalomaniaques.

Gâtisme. — Avant son entrée à l'asile (janvier 1882), la malade n'a présenté que de l'*incontinence urinaire ;* et encore seulement 15 jours avant son entrée. Un jour qu'elle était debout, faisant sa lessive, son mari s'aperçoit qu'elle urine sous elle, tache le parquet. Il lui en fait l'observation. Elle ne s'étant aperçue de rien, riposte tranquillement, mais sur un ton aigre doux : c'est mon baquet qui fuit. Ne t'inquiète pas ! — Le même fait se reproduit les jours suivants, dans les mêmes conditions, c'est-à-dire une fois par jour, dans la station debout. La nuit, rien. Pas de faiblesse concomitante des membres inférieurs à cette époque.

En 1883, *le gâtisme disparaît complètement,* alors que l'état mental reste à peu près pareil. Plusieurs jours de permission qui lui sont accordés pour rejoindre son mari, se passent sans incidents de ce côté.

En 1885-1890, pendant toute la période d'excitation, *le gâtisme est complet.*

Depuis 1890, époque où la malade s'est calmée, *aucun trouble des sphincters.*

FORMES DE LA PARALYSIE GÉNÉRALE. — Il serait intéressant de pénétrer plus loin dans l'interprétation des phénomènes; et, la paralysie générale commune étudiée, de rechercher la valeur de l'apparition du symptôme gâtisme en particulier dans les formes médullaires, différenciées par le début primitivement cérébral ou primitivement médullaire, ou à la fois cérébral et médullairs (Magnan) (1). En effet, comme le prouvent les recherches, plus récentes du Pr Joffroy, confirmées par Fürstner, Moeli, Nageotte, toutes les lésions de la motilité, de la sensibilité, de la sphère psychique, (encéphale moelle, nerfs, ganglions sympathiques),peuvent se voir dans la paralysie générale. Pas de neurône, pas de cellule nerveuse qui ne puisse être touchée. Ces lésions médullaires sont même la règle. C'est à ce propos que, on le sait, notre maître, M. le professeur Joffroy (2) distingue, à côté des formes cérébrales communes, les formes tabétiques à évolution lente, souvent même extrêmement lente, et les formes spasmodiques dont l'évolution est la plus rapide (2 ans en moyenne).

Ce serait un fait intéressant, si le gâtisme apparaissait

1. Magnan. *Gazette des Hôpitaux*, 1871.

2. Pr Joffroy. *Bulletin Soc. Méd. Hôpitaux*, 1893. Congrès des aliénistes et neurologistes, Clermont-Ferrand, 1894.

au cours de ces localisations médullaires, vérifiées anatomiquement. *A priori*, on pourrait s'attendre à ce qu'il en soit ainsi, quand la lésion spinale aurait occasionnellement atteint le niveau des origines du troisième nerf sacré. Geffrier (1) aurait observé des cas de ce genre. La clinique montrerait beaucoup plus souvent, dans ce cas, le réflexe paresseux ou incomplet du muscle sphinctérien que sa véritable paralysie (B. Lewis) (2). — Tout ceci, avouons-le, est mal connu : l'anatomie pathologique de ces dégénérations spinales est encore trop incertaine pour qu'on puisse aujourd'hui localiser avec précision des phénomènes aussi complexes que les troubles sphinctériens. Nous pouvons cependant essayer de rassembler les quelques faits connus à cet égard.

1° Formes Tabétiques. — Pour ce qui est des symptômes tabétiques au cours de la paralysie générale, il est intéressant de se reporter à Kaes (3), qui, dans sa longue statistique de tous les symptômes constatables chez les paralytiques généraux de son asile, a classé soigneusement ceux d'entre eux qui présentent des signes tabétiques. Il a, de plus, mis à part ceux chez qui l'alcool, ou la syphilis a pu être trouvée comme cause prépondérante. Nous savons que ni l'un ni l'autre ne suffisent à produire la paralysie générale. Néanmoins nous reproduisons ce tableau, où le dénombrement des signes tabétiques est

1. Geffrier, *Loc. cit*, p. 46.
2. Bevan-Lewis. *Loc. cit.*, p. 286.
3. Kaes. *Loc. cit.*, p. 751.

intéressant; en ce qu'il a trait aux parésies et aux paralysies des sphincters.

Paralytiques simples	Syphilitiques	Alcool	Tabès	Total	Somme totale
223 H. / 75 F. } 298	19 H. / 19 F. } 68	80 H. / 12 F. } 92	60 H. / 9 F. } 69	412 H. / 115 F.	527
41,2 H. / 47,8 F.	33,1 / 26	38 / 31,6	41,8 / 30	39,8 / 38,6	39,5

Tableau des Paralysies sphinctériennes chez les différentes sortes de Paralytiques généraux (Kaes)

Il faut faire observer comme les paralytiques versent tous plus ou moins tard dans l'incontinence que ces chiffres ont été établis sur des malades nouvellement entrés à l'Asile. Ces tableaux ne peuvent cependant avoir qu'une valeur très relative en ce qu'ils ne donnent aucun détail sur la modalité de l'incontinence.

Ces signes vésicaux de la paralysie générale à forme tabétique ne sont étudiés que par B. Lewis (1) et dans une des leçons du professeur Joffroy. On peut retrouver dans ce genre de troubles des symptômes révélateurs du début, absolument comme dans le tabès, où le chirurgien, par exemple, est tout d'abord consulté. Lorsque les symptômes spinaux se développent, ce qu'on retrouve surtout, c'est la *paresse vésicale*. Le malade n'est jamais assuré contre une rétention possible, qui, dans un asile encombré, menace de passer inaperçue et de se compliquer d'une

1. Bevan-Lewis. *Loc. cit.*, p. 283.

perforation mortelle, favorisée par la dégénérescence trophique de la paroi. Que cette rétention d'urine soit dûe : — *a*. A une *contraction spasmodique* du sphincter uréthral. — *b*. A une *cystite chronique* (cas assez fréquent dans les affections des nerfs périphériques et les affections spinales). — *c*. Ou, bien plus souvent encore, à une *paralysie du corps de la vessie*, primitive ou consécutive à une attaque apoplectiforme, elle peut s'accompagner, plus ou moins tard, de *regorgement* (surtout dans ce dernier cas). D'ailleurs c'est surtout ici qu'il faut tenir compte de la valeur séméiologique de l'amoindrissement des réflexes spinaux en général.

Ce qu'on trouve aussi primitivement du moins, en fait d'incontinence d'urine, c'est l'incontinence d'urine ordinaire des tabétiques, c'est-à-dire une perte goutte à goutte ou par petits jets.

Mentionnons tout d'abord l'observation du professeur Joffroy (1).

Un malade, 37 ans, présente d'abord (1891) des phénomènes tabétiques classiques (signes de Romberg, d'Argyl Roberson et de Westphal), douleurs fulgurantes, incoordination motrice, enfin des troubles urinaires (paresse vésicale). Trois ans après, il devint maniaque (idées de grandeurs et de persécution), embarras de la parole, tremblement de la langue et des lèvres, abolition des réflexes rotuliens et, particulièrement de l'incontinence des matières fécales. Mort quelques jours après.

On voit nettement ici la succession des phénomènes vésicaux tabétiformes d'abord, puis démentiels.

1. Pr Joffroy. *Nouvelle Iconographie de la Salpêtrière*, 1895, p. 30.

OBSERVATION VII (personnelle).

(Service du professeur Joffroy).

Edmond M..., garçon de bureau, 52 ans.

Antécédents héréditaires. — Père excentrique, querelleur, mort à 80 ans. Mère sobre, bien pondérée, morte à 78 ans. Deux frères : l'un mort à 60 ans, d'une maladie du foie, très original ; l'autre, bien portant. Une petite fille, âgée de 4 ans 1/2, bien constituée. Suicide, par submersion, d'un cousin (1895).

Antécédents personnels. — Rien de particulier dans l'enfance ni dans l'adolescence. Intelligence bornée. Instruction primaire. Syphilis à 25 ans. Un peu buveur par intervalles. Absinthe presque quotidienne depuis deux à trois années. Pas de surmenage intellectuel.

En 1890, le malade a éprouvé dans les orteils, puis à la plante du pied et dans les jambes, les cuisses, des crampes (à une époque où il était sobre), des douleurs lancinantes, surtout marquées la nuit, la faisaient parfois crier. Les phénomènes douloureux seraient restés limités aux membres inférieurs. En même temps, sensation d'engourdissement, de faiblesse. Parfois incertitude dans la démarche.

En 1894, maladresse. La nuit, se heurte aux meubles. Chutes fréquentes.

En 1895, diminution de la mémoire dont l'entourage s'aperçoit. Il oublie les commissions, perd les objets, ne se rappelle plus avoir vu les personnes qu'il venait de visiter. Cette amnésie s'accentue progressivement. Elle concerne surtout les faits récents. Travaille néanmoins jusqu'à la fin à son bureau, où il n'a d'ailleurs aucun travail intellectuel à faire.

Impuissance génésique (1895). Aucun rapport sexuel.

Par intervalle, depuis novembre 1895, *urination involontaire* la nuit. Le jour, *envies fréquentes d'uriner*, quelquefois *rétention d'urine* nécessitant le cathétérisme.

Pas de crises gastriques, ni urinaires.

Février 1896. — Apparition d'idées de persécution. Toutes les personnes qui l'entourent lui veulent du mal ou vont le priver de sa place. Illusions visuelles, auditives. Scènes de ménage fréquentes, non motivées. Ne paraît pas avoir eu d'hallucinations auditives. Mais quelques jours avant son entrée, des cauchemars nocturnes avec hallucinations : voyait un cheval attelé, la neige tomber. Pas de caractère terrifiant.

Sous l'influence de l'affaiblissement intellectuel et des idées de persécution, dépression mélancolique. Il se précipite du haut du Pont des Saints-Pères dans la Seine ; on l'en retire à temps. il peut reprendre son service le lendemain.

Puis, ictus apoplectiforme. Se blesse à la tête. Transporté à l'Hôtel-Dieu, il a dès son arrivée, coup sur coup *trois attaques épileptiformes avec gâtisme*, et accentuation consécutive de l'affaiblissement intellectuel.

Transfert à Sainte-Anne (19 mars 1896). — Diagnostic : Paralysie générale tabétiforme.

Etat mental. — Physionomie sans expression. Attitude le plus souvent immobile. Indifférence. Passivité.

Actuellement, pas de délire, ni de phénomènes hallucinatoires.

Affaiblissement de la mémoire et du jugement. Anmésie, surtout des faits récents. — Propos incohérents. Est surtout préoccupé d'avoir des vêtements plus beaux que ceux qu'il porte. L'attention est assez facile à fixer, mais difficile à maintenir.

Il déclare spontanément perdre la mémoire depuis quelque temps déjà, sans que cela l'empêche pour son métier de garçon de bureau. Nie toute tentative de suicide. Raconte être tombé sans connaissance il y a quelques jours, et ne pas savoir ce qui s'est passé depuis. Il s'est retrouvé à l'Hôtel-Dieu, une plaie à la tête.

Lecture difficile, bien que sans embarras appréciable de la parole (l'acuité visuelle diminuée). Mais lecture inintelligente. Résume incomplètement le fait qu'il vient de lire. Plusieurs séries de calculs qu'on lui fait faire sont inexactes.

État physique. — Pupilles en myosis, la droite légèrement plus large. Les deux réflexes sont conservés. Fond de l'œil normal. Accommodation normale. Strabisme externe, 0,5, par insuffisance du droit interne gauche, sur correction opératoire d'un strabisme convergent.

Pas de signe de Romberg ou du moins extrêmement léger. Marche et occlusion des yeux un peu difficultueuse, mais s'accomplit. Se retourne encore assez aisément. Station sur une jambe : difficile à gauche, impossible à droite. Signe de l'escalier. Abolition totale du réflexe rotulien et du réflexe du poignet. Réflexe olécrânien très diminué. Un peu de tremblement vermiculaire de la langue, mais tremblement des doigts à oscillations plutôt larges.

Encore quelques douleurs dans les jambes (crampes des mollets) mais très supportables. Pas d'élancements.

Serre les deux poignets inégalement des deux côtés. Dynamomètre G. 13, D. 28.

Pas de troubles de la parole, ni aux mots d'épreuve, ni à la lecture.

2° **Formes spasmodiques.** — Nous croyons qu'on peut également conclure que dans les cas de paralysie générale à forme spasmodique, le gâtisme proprement dit, n'existe que sous l'indépendance des symptômes psychiques. C'est ce qui ressort de la série d'observations publiées par M. Trénel (1).

I. — Prenons le premier cas envisagé : la *rigidité spasmodique*, avec résistances invincibles aux mouvements passifs, qui s'établit après une période de parésie ou de paralysie du membre en jeu, le plus souvent à la suite d'attaques apoplectiformes ou épileptiformes, et où d'autre part, les mouvements actifs restent assez faciles malgré une raideur de plus en plus nette.

Observation VIII (Trénel) (résumée). — Femme de 32 ans. Paralysie générale à début aigu (en 1891) avec hallucinations de la vue, idées de persécution, de richesse et de satisfaction. En juin 1892, inégalité pupillaire, tremblement des lèvres et des mains. Démarche chancelante. Absences de réflexes rotuliens. En 1893 ; parole incompréhensible. Tremblement incoordonné, saccadé, des membres supérieurs, avec exagérations des réflexes,

1. Trénel. *Symptômes spasmodiques et contractures permanentes dans la Paralysie générale*, th. Paris, 1894.

BIBLIOTHÈQUE

secousses dans les membres inférieurs pendant la marche. Plus tard, le tremblement devient énorme. Pas de paralysie des sphincters.

Un cas de paralysie spasmodique pure :

Observation IX (Schüle (1) (résumée). — Homme de 29 ans, syphilitique. Aux membres inférieurs, seuls pris. Sensibilité intacte. Tension évidente à droite, nulle à gauche. Réflexes exagérés des deux côtés. Clonus. Faiblesse à droite. La marche déjà spasmodique en 1885, l'est absolument en 1886, malgré le traitement mixte. Pas de troubles intellectuels. Signes psychiques de paralysie générale seulement en 1889. Pas de troubles vésico-rectaux.

Observation X (Greiff) (2) (résumée). — Femme de 43 ans. Grande hyperexcitabilité mécanique des muscles, presque tétanie. Secousses des masseters. Contractures des membres inférieurs de la nuque. Démence, maladresse. On voit apparaître le gâtisme.

Faisons observer ici : 1° que la déchéance mentale paraît assez avancée ; 2° que la malade était tenue au lit, ce qui prédispose ce genre de malades à l'incontinence.

II.— La paralysie générale évoluant, la rigidité s'exagère peu à peu pour faire place à des *contractures permanentes*, tantôt d'emblée, tantôt après apparitions transitoires.

Observation XI (Trénel) (résumée). — Homme, 31 ans. Hérédité vésanique. Excès alcooliques nombreux. — En 1892, état vertigineux, hypocondrie, affaiblissement intellectuel, embarras de la parole. Peu à peu, membres inférieurs contracturés en flexion et adduction, sans paralysie, sans mouvements fibrillaires. Réflexes exagérés ; amaigrissement, cyanose, ichtyose des extrémités. Membres supérieurs en flexion, parésies ; réflexes exagérés. Le malade gâte. Mais pas d'incontinence per-

1. Schüle. *Dissertation, Heidelberg*, 1891, obs. 14 (cité par Trénel).

2. Greiff. *Arch. fur Psych.* XIV, 2, p. 286 (cité par Trénel).

manente. Loin de là, il reste parfois 24 heures sans uriner, il urine ensuite spontanément. Et le même fait se reproduit quelques jours après.

Observation XII (Trénel) (Résumée). — Femme, 37 ans. Une crise d'anxiété alcoolique, avec hallucinations au cours de laquelle elle urine involontairement (1892). — Attaques apoplectiformes. Embarras de la parole. Difficultés de la marche. Tremblement.

En mai 1893. Affaiblissement intellectuel ; conceptions mélancoliques, hallucinations terrifiantes de la vue, qui s'atténuent. Embarras considérable de la parole. Inégalité pupillaire. Dérobement des jambes ; contracture en flexion avec résistance aux mouvements, rigidité. Parésie légère. Tremblement généralisé, avec secousses musculaires disséminées, irrégulières. Gâtisme, mais pas de paralysie des sphincters.

Dans deux autres observations, Zacher constate l'incontinence d'urine sans pouvoir affirmer qu'il y ait paralysie.

On peut, avec Trénel, rapprocher ces faits des observations de Sottas (1), de Meningo-myélites syphilitiques se traduisant par la paraplégie spasmodique. Au début, il y a souvent rétention d'urine, suivie d'incontinence. A la période d'état, il n'y a pas incontinence proprement dite : mais la miction se fait spontanément, sans force, rarement sans que le malade soit averti par aucune sensation, mais en dehors de sa volonté. D'autres fois, la vessie se distend en dépit de tous les efforts d'expulsion. Les troubles sphinctériens de ce groupe de paralytiques sont vraisemblablement de même ordre et le gâtisme proprement dit ne se retrouve point. La chose ne doit

1. Sottas. *Contribution à l'étude anatomique et clinique des paralysies spinales syphilitiques.* Th. Paris, 1894, p. 192.

pas, *a priori*, nous étonner si nous nous rappelons ce que nous avons dit dans notre psycho-physiologie : qu'il faut des lésions extrêmement complètes de la moelle pour arriver à l'incontinence absolue. Ici encore, l'influence psychique est de tout premier plan.

DÉMENCE SÉNILE

On connaît le tableau clinique des déments séniles. Tour à tour excités et apathiques, prêts à bâtir des échafaudages délirants, par la mobilité et la confusion de leurs idées, ils prouvent, d'une manière déjà sensible, leur *déchéance intellectuelle et morale*. Ultérieurement, la mémoire faiblit, la confusion des personnes et des choses apparaît, la volonté, le jugement ne persistent plus qu'à de vestige, en même temps que tout sens moral a disparu. L'influence de ces troubles psychiques est telle que nous l'avons vue précédemment. Mais, comme aussi dans la paralysie générale, il faut tenir compte d'un autre élément organique dont l'influence doit, il est vrai, se faire sentir dans les cas particulièrement avancés. Alors en effet, que l'*affaiblissement* est général, que les mains serrent à peine le dynamomètre, que la marche est difficile, possible seulement à petits pas, les sphincters aussi s'affaiblissent, se relâchent. Il suffit, pour la vessie, d'un certain degré, de plus en plus minime, de réplétion, pour vaincre le tonus du sphincter interne ; le sphincter externe, dorénavant trop affaibli, ne peut s'opposer utilement. Plus ou moins tard, il cède. C'est ainsi qu'on voit le malade évacuer involontairement, sitôt qu'il passe de la position assise à la position debout, sitôt qu'il marche ou se livre à quelque exercice qui fait contracter les muscles de la paroi abdominale.

Certaines causes secondaires peuvent être aussi invoquées : ainsi l'analgésie, cause provocatrice possible de la rétention, amenant à sa suite l'incontinence par regorgement.

Faisons aussi remarquer que c'est souvent à la suite de diarrhées prolongées, d'origine cachectique ou non, que débute l'incontinence anale.

Mais ce qui doit surtout entrer en ligne de compte, ce sont ces *attaques* qui, le plus souvent, jalonnent le cours de l'affaiblissement. Attaques apoplectiformes qui laissent à leur suite des paralysies, des aphasies plus ou moins nettes, transitoires souvent, ou des rétentions fugaces, avec incontinence secondaire. La démence fait, dans ces cas des progrès rapides.

En résumé, on peut accuser, chez les déments séniles, à la fois, une altération comparable à l'affaiblissement généralisé, concernant primitivement les sphincters, véritables *loci minoris resistantiæ*, et des phénomènes purement psychiques. C'est surtout cette dernière cause qui nous paraît la plus influente, et donner lieu, le plus nettement, au caractère épisodique du symptôme à ses débuts. En voici un exemple.

Observation XIII (personnelle).

(Service du professeur Joffroy.)

Jacques J..., 70 ans.

Antécédents héréditaires. — Père mort à 72 ans de paralysie (?), après attaques apoplectiformes. Mère morte de sénilité. Une sœur morte poitrinaire. Pas d'aliénation ni de suicide dans la famille.

Deux enfants vivants, bien constitués. Quatre morts (rougeole, phtisie, intoxication accidentelle).

Antécédents personnels. — Pas de renseignements sur la dentition, les maladies infantiles. Fièvre typhoïde (?) à 17 ans. Choléra (1866). Depuis, palpitations, lypotimies. Aucun antécédent alcoolique. Pas de syphilis.

Histoire de la maladie. — En 1880, attaque apoplectique avec hémiplégie gauche, de un mois de durée. Presbytie commençante.

S'arrête de travailler à son métier de peintre, à cause de premiers actes de démence (barbouille de couleurs un tableau achevé). Cependant, en général, la mémoire se maintient. Elle s'affaiblit sensiblement en juin 1896. Se rappelle, au contraire les faits lointains.

Fugue et vagabondage (juin 1896). On le retrouve bien loin de chez lui, absolument inconscient.

Changement de caractère à partir de cette époque. Devient violent, frappe, quoique d'un caractère autrefois très doux, se précipite sur sa domestique. Erotisme (?).

Fin mars 1887, phase délirante, on lui a pris son chevalet, son argent, se croit poursuivi, voit des pompiers partout, dans le jardin, sur la table, qui viennent le saisir. Pas de prédominance nocturne. Visions professionnelles, de tableaux, de paysages. Pas de zoopsies. Pas d'hallucinations auditives ou générales,

Entrée à l'Asile (avril).

Etat actuel. — Aspect sénile prononcé. Calvitie. Traits flasques, sans aucune expression. Dentition presque nulle. Athérôme accentué dans tous ses signes. Gérontoxon. Urines normales. Pas de signes de dégénérescence accusés.

Affaiblissement musculaire prononcé (pression des mains dynamomètre). Pas de prédominance unilatérale.

Réflexes rotuliens légèrement exagérés des deux côtés. Sensibilité bonne. Très peu de tremblement des doigts.

Au point de vue psychique, affaiblissement très notable. Comprend très difficilement ce qu'on lui dit. Langage assez net spontanément.

Troubles de la mémoire extrêmement accusés, même d'un moment à l'autre, ne peut plus que signer son nom. Impossibilité de la lecture ou du calcul, même simple Inconscience presque absolue de sa situation. Il est ici, chez des gens qui lui portent intérêt, voilà tout ce qu'il peut dire. Ne se plaint de rien, n'est pas malade, une vieille angine l'empêche de parler.

Diminution de l'affection pour ses proches, s'anime à peine à leur visite.

Gâtisme. — *Etait déjà inconscient* quand le gâtisme a commencé (mai 1896). Il fallait qu'on le conduise aux cabinets. Sinon, il prenait un de ses souliers pour vase, environ 4 fois par semaine. Quelquefois, dans son bureau, il posait du papier par terre, et déféquait. Quand on le nettoyait ensuite, air contrit d'un enfant pris en faute, (*illusion psychique* visible).

Dans la nuit, a le temps de prendre le vase. *N'urine que rarement dans le lit, dans son demi-sommeil,* (depuis décembre 1896). Il le sent alors immédiatement, et se lève brusquement Cela arrive deux ou trois fois par semaine. De même, on l'a vu quelquefois se salir complètement, s'asseyant, par oubli, tout boutonné dans les cabinets. Mais jamais de défécation la nuit. On le conduisait d'ailleurs, aux cabinets régulièrement.

Ici, à l'Asile, le gâtisme se produit assez souvent la nuit, et quelquefois le jour. C'est un gâtisme complet.

Dans cette observation, on voit nettement l'origine primitivement psychique, coïncidant d'ailleurs avec d'autres troubles démentiels.

Dans certains cas, — les plus curieux, — l'oubli sphinctérien semble vraiment être *précoce*, et révéler un affaiblissement psychique que rien d'autre ne pourrait faire prévoir. L'observation qui suit est typique à cet égard.

En cherchant bien, on retrouve d'autres symptômes significatifs. De plus, remarquons qu'il s'agit ici d'une femme, où le sphincter vésical a, par suite, moins de résistance.

OBSERVATION XIV (personnelle).

(Service du Dr Magnan).

Mme B. d'A..., surveillante d'asile, 60 ans.

Antécédents héréditaires. — Père mort sénile. Mère morte en couches. Un seul frère bien portant. Pas d'enfants.

Antécédents personnels. — Toujours très nerveuse, caractère méfiant ; très intelligente, n'a jamais pu faire un travail soutenu, pas trace d'alcoolisme.

Histoire de la maladie. — Le 23 juin 1896, on amène de l'hôpital T... cette malade comme atteinte de dégénérescence mentale avec gâtisme (Dr Barrié).

Examinée à son entrée, la malade affirme n'avoir été renvoyée de l'hôpital T... que par la faute de la méchanceté de la surveillante. Elle n'a jamais été malpropre et l'affirme avec une telle assurance et dans un état de lucidité tel, qu'elle en impose à M. Magnan lui-même. Cependant pressée de questions, elle finit par avouer qu'à l'hôpital T... une nuit, elle aurait seulement cassé son vase par mégarde au moment qu'elle voulait le placer dans la table de nuit. C'était sa maladresse qui avait pu faire croire à un état de gâtisme qui n'existait disait-elle que dans l'imagination de la surveillante. Elle n'est donc nullement malade affirme-t-elle à plusieurs reprises, elle n'a jamais rien eu qui puisse justifier son transfert à l'asile contre lequel elle proteste hautement et qui lui semble le pilori de l'infamie. La surveillante de l'hôpital T... est certainement archi-folle, archi-ivrognesse, etc.

A ce moment faiblesse musculaire, mais *pas de paralysie ni de parésie.* Réflexes normaux. Pupilles égales. Pas de troubles de la parole. État général bon.

En effet, mise en observation soigneuse, la malade ne présente absolument *rien de particulier.* Les premiers jours elle se rend régulièrement aux cabinets et sauf un peu de passivité, de lenteur dans la démarche, elle ne présente rien d'anormal.

Ce n'est que le 4 juillet que l'on constate la réalité du symptôme en question. Le matin en effet, les draps ont été trouvés mouillés. De plus, dans la journée même, le pantalon de la malade trouvé également légèrement humide, quoi qu'elle ait paru aller aux cabinets régulièrement comme de coutume.

Voici alors ce que révèle l'enquête faite parallèlement sur ses actes antérieurs :

Les premiers phénomènes morbides semblent être en réalité apparus il y a six mois (décembre 1895) à la la suite de gros chagrins (divorce, ennuis d'argent).

De plus, surmenage intense, étant seule pour s'occuper de 30 malades, ce qu'elle faisait avec sa conscience ordinaire.

Le 8 mai, elle serait tombée d'une échelle, probablement avec perte de connaissance préalable (?) Deux heures après, retour de la connaissance. Forcée de garder le lit pendant quelque temps, elle ressent des douleurs de tête, une lassitude générale, une impossibilité presque absolue de marcher à ce point qu'elle reste une fois 3 jours sans manger ne pouvant se remuer. Hémiparésie droite (?).

Le caractère devient alors plus difficile (avril 1896). A peine entrée à l'hôpital T... (13 juin), la malade se plaint que la surveillante la prenne en grippe parce qu'elle ne lui donne point de gratification. C'était plutôt, peut-être, à cause de ce fait que, à plusieurs reprises, elle se serait oubliée pendant la nuit.

Mais l'enquête révèle d'autres actes démentiels : la malade, toujours très chaste et même d'une chasteté exagérée, dégrafait volontiers son corsage depuis quelque temps en mangeant ; étant au lit, elle tachait presque toujours ses draps d'aliments renversés. Interrogée (5 juillet) sur ces faits, la malade est si étonnée de voir qu'on les connaît, qu'elle semble sortir d'un rêve, et dans cet *état de confusion passagère*, sa défense trahit alors, et alors seulement, un affaiblissement intellectuel visible.

Sort en liberté (6 juillet). A été perdue de vue.

II. — Les Etats de Confusion Mentale.

Nous rapprochons du groupe des démences les différents états décrits sous le nom de Confusion Mentale, parce que, en effet, ces deux psychopathies quoique si dissemblables, comme origine, étiologie, pronostic, voisinent quelquefois sur le terrain séméiologique. N'est-ce pas là *l'amentia aigu* de Meynert, la *démence aigue* d'Esquirol ? Et vraiment, c'est bien souvent dans les deux cas, le même faciès étonné, égaré, hébêté ou absolument inerte, abruti, stupide, la même difficulté de compréhension, le même anônnement dans les réponses singulièrement embrouillées, la même perte des notions de temps et de lieu (1)...,

Bien entendu, peu nous importe ici, si la confusion mentale est toujours un symptôme, ou peut être parfois idiopathique. Ce n'est que le syndrôme clinique, et lui seul, qui nous intéresse.

Or, dans ces états de confusion mentale en même temps qu'existent des troubles digestifs, de la dénutrition, de la fièvre parfois, on peut rencontrer le gâtisme, sinon constamment, du moins par intervalles (Séglas) (2).

Lorsque la confusion mentale, revêt la *forme asthénique* avec torpeur, le gâtisme s'explique facilement (voir plus

1. Pour juger de la difficulté du diagnostic, voir : Ziehen, Hannion Chaslin.

2. Séglas. *Leçons cliniques sur les maladies mentales, et nerveuses*, p. 170.

haut au chapitre *stupeur*). Le plus souvent le cas est plus bénin. Il arrive alors que, pour ses besoins de défécation, le malade pousse quelques grognements significatifs pour l'entourage. On prend, d'ailleurs, bientôt la précaution de présenter le vase à heures fixes. L'incontinence d'urine seule est plus facile, et plus fréquente. Elle est même la règle au cours des confusions accentuées.

Mais ce ne sont pas là les cas les plus typiques de la confusion, parce que, la dépression y étant prononcée, le processus dans ce cas a très bien pu être rapproché, (ainsi l'enseignait Baillarger), du processus mélancolique ordinaire.

Les confus plus actifs, qui réalisent le *chaos* dont parlait Delasiauve présentent un ensemble de phénomènes psychologiques plus curieux, dont l'observation et l'interprétation expliquent aussi l'apparition du gâtisme.

Il faut d'abord invoquer les troubles fondamentaux de la confusion (Séglas) (1) : chez le malade à facies étonné, égaré, hébété, à rêvasseries interminables, à langage troublé, (les images des mots s'évoquant avec peine, et se liant difficilement les uns aux autres, si bien que les réponses ne sont souvent qu'un simple écho de la question posée), tout montre l'entrave énorme apporté à l'exercice des *facultés volontaires et attentionnelles* en même temps qu'au jugement, à la mémoire, à l'association des idées. Il n'est pas jusqu'aux troubles de la sensibilité qui n'entrent aussi en ligne de compte. La perception des objets

1. Séglas, *Loc. cit.*, p. 155.

extérieurs est défectueuse. Les perceptions internes sont encore plus confuses. C'est à peu près l'ensemble de troubles volitionnels, intellectuels, etc. qu'offrent les démences.

Enfin on peut ranger, parmi les symptômes accessoires, ces idées délirantes, ces illusions, ces hallucinations nombreuses à caractères variables, cette *anxiété* qui donne souvent au malade un masque tragique, et qui, nous l'avons vu, suscite si souvent l'évacuation involontaire. Enfin de même que l'*automatisme* est fréquent de certains mots, de certains gestes, qui se reproduisent par intervalles, d'une façon stéréotypée, comme des sortes de tics (Séglas) (1), il peut se présenter aussi, croyons-nous, des mouvements répétés analogues d'évacuations des réservoirs.

Observation XV (Personnelle).

(Service du professeur Joffroy).

Léontine-Louise S..., 36 ans, ouvrière en bijoux.

Antécédents héréditaires. — Père mort à 51 ans, mère morte à 44 ans, phtisiques tous deux. Un frère mort à 20 ans, également phtisique. Deux petites sœurs mortes en bas âge du croup. Trois sœurs vivantes : l'aînée bien portante 36 ans, la seconde 27 ans, la troisième 30 ans phtisique à la dernière période.

Antécédents personnels. — Santé chétive mais sans grands incidents pathologiques. Prend régulièrement de l'huile de foie de morue. Très nerveuse. Pleure facilement pour la moindre cause. Très bonne, très paisible.

Histoire de la maladie. — Le 15 mars, elle apprend tout d'un

1. Séglas. *Loc. cit.*, p. 107.

coup que sa sœur est condamnée par les médecins. Elle devient alors taciturne, triste, en réflexion continuelle, opposant un silence presque absolu à toutes les questions. Quoique cette dépression s'accentue, la malade continue cependant son travail.

Le 27 avril. à son atelier. elle paraît vraiment étrange à toutes ses compagnes. Au restaurant elle se lève brusquement ; « le ciel, le paradis, l'enfer ! ». Puis se précipite dehors en criant « arrêtez-la ! ». Arrêtée alors par un agent, elle déclare qu'une certaine femme la poursuivait et voulait la blesser.

Transfert à Sainte-Anne, en pleine agitation (30 avril). Visage pâle, anémié, peau sèche ; maigreur du thorax en particulier. La malade entre dans le cabinet du médecin en poussant des cris : « la présence d'esprit ! la présence d'esprit ! » répète-t-elle constamment. Elle regarde fixement autour d'elle, fait des grimaces, exprimant l'attention, puis l'étonnement, et parle suivant ces attitudes variées.

Conscience vague de sa situation avec idées de transformations. On l'a prise chez ses parents, on l'a changée, elle n'est plus la même, elle est un peu tout le monde... Elle a, dit-elle les idées embrouillées, sa mémoire s'échappe. A conscience d'être dans une maison où on la soigne, mais, dit-elle, elle n'est pas malade. — Quelquefois par moments, de l'écholadie : D. Avec qui demeuriez-vous avant de venir ici ? R. Avec qui demeuriez-vous ?.... — Passe très brusquement d'une idée à une autre, se jette sur la surveillante dont le deuil, dit-elle, l'offusque. Prend un portrait accroché au mur pour l'image de son père ou le Saint-Esprit. — A côté de ces illusions visuelles, les hallucinations visuelles sont très intenses en général de nature terrifiante (des cimetières) surtout nocturnes. Hallucinations brusques de l'odorat. « Sentez-vous cette odeur infecte ? » — Hallucinations auditives la nuit, mais ne peut préciser la nature des voix qu'elle entend.

Livrée à elle-même, elle fait souvent en regardant droit devant elle, des salutations à une personne imaginaire. Est très suggestible. En lui fermant les paupières sur l'ordre : dormez ! elle reste les yeux fermés, simulant une personne hypnotisée. Il est à noter seulement qu'on arrive par la suggestion à fixer son attention suffisamment pour obtenir des réponses sensées et des renseignements assez exacts. C'est pendant ce temps qu'elle nous a donné sur ses antécédents héréditaires et personnels des renseignements reconnus exacts. Tendance à la flexibilité cireuse des membres, on peut lui imprimer aux bras des attitudes de toute sorte qu'elle garde assez longtemps.

Etat physique. — Submatité des sommets plus accusés à droite, affaiblissement du murmure vésiculaire, rudesse respiratoire. Sensibilité normale, égale des deux côtés. Pas de rétrécissement du champ visuel. Des points (mammaires, rachidiens), dont la pression, même légère, est douloureuse. Extrémités cyanosées, froides.

2 mai. — Dans la nuit, casse son vase de faïence et piétine sur les morceaux dispersés à terre. Plaie tranchante au pied gauche (face inférieure et interne), puis au talon trois points de suture. Mise au lit. Toujours agitée, impossible de la maintenir. Mise alors dans une chambre.

3 mai. — Profère des mots inintelligibles ou incohérents. De temps en temps on saisit une idée : la peur d'être empoisonnée, la mort. Des cris, des gestes bizarres. Fixe un point dans l'espace et étend les bras de ce côté avec une expression d'épouvante. S'alimente peu. Repousse tout ce qu'on lui offre.

Gâtisme. — Dans les premiers jours, urine quelquefois au lit, nuit ou jour, indistinctement. Plus tard, on est obligé de l'attacher, à certains moments de la journée, pendant trois jours. Elle fait alors tout dans le lit, sans appeler. Mais sitôt détachée, parce que plus calme, elle ne fait absolument plus rien. C'est aussi l'époque où l'état mental est en voie d'amélioration.

CHAPITRE III

LE GÂTISME DANS LES ÉTATS DÉLIRANTS

I. — GÉNÉRALITÉS.

En suivant notre plan, qui va du simple au complexe, des états purement végétatifs aux états de conscience et d'attention, nous voyons apparaître ici, non plus le phénomène réflexe plus ou moins compliqué, traduisant ou la perte de connaissance, ou la déchéance organique fonctionnelle, mais bien le phénomène psychique et entièrement psychique. Un élément nouveau qui intervient alors, et dont l'intervention est capitale, est donc bien **la conscience**, non plus morcelée, mais dans son état complet de développement. Ce sont précisément les déviations qu'elle offre alors, qui servent de base à l'étude des vésanies.

C'est qu'en effet, à chaque type empiriquement vrai de troubles mentaux doit, *a priori*, correspondre un genre particulier de trouble de la conscience générale, celle-ci étant comme le résumé des troubles élémentaires dont ce type est composé et que différencie leur mode de suppression ou d'entrave. C'est dans ce sens que Krafft-Ebing parle d'un état de conscience mélancolique, paranoïque, maniaque, etc.

Comme ce sont ces différents états de la conscience qui vont nous servir à classer les modalités du gâtisme chez les vésaniques, quelques mots d'explication sont nécessaires.

Causes psychiques subconscientes. — La conscience, telle qu'elle est formée par la nature des représentations qui la remplissent pendant l'unité de temps, n'est pas une entité constante. Selon la netteté des conceptions, il y a divers degrés dans sa lucidité. Au degré le plus élevé, c'est le sentiment de soi-même, avec la parfaite conscience de sa propre faculté de conception, ce qui suppose une perception sensitive exacte, soumise au libre arbitre et puisant dans l'accumulation antérieure des souvenirs (vie psychique consciente). Mais à ce monde de la vie intellectuelle consciente est rattachée par des transitions multiples toute la sphère de la *vie psychique inconsciente* (Krafft-Ebing) (1) sorte de *psychisme inférieur* pour Grasset (2), de beaucoup le plus étendu et le plus important. Il est sans cesse en activité, utilisant toutes les excitations que les nerfs sensibles amènent à l'écorce cérébrale, régularisant et coordonnant les mouvements imprimés par un acte de la conscience (volonté) et les faisant accomplir automatiquement, avec égale sûreté et promptitude. Il s'assimile les multiples sensations de tous les instants pour les transformer en impressions, en pensées, en processus psychiques compliqués, dont le résultat se présentera à la conscience sous la forme d'opinions, de jugements ou de passions. C'est à cette

1. Krafft-Ebing. *Loc. cit.*, p. 116.

2. Grasset. *Leçons de clinique médicale*, IIIe série, 1er fascicule.

activité inconsciente que nous devons notre individualité et nos dispositions psychiques, tant son travail d'élaboration l'emporte sur celui dû à l'activité de notre moi conscient.

C'est précisément à ces causes subconscientes qu'on peut rapporter certains cas de gâtisme, en apparence volontaires, mais relevant, en réalité, d'autres moments moins élevés dans la hiérarchie psychique.

Ces causes, qui concourent à la genèse de certains actes de notre vie courante, y sont d'autant plus complexes qu'elles disparaissent dans le tourbillon de nos multiples et mobiles états de conscience. On peut mieux les étudier chez les aliénés qui, en proie à un certain nombre d'idées délirantes, sont forcément plus limités comme psychologie.

Aussi le rôle de ces causes, quoique secondaires, est-il considérable. Rappelons la classification qu'en donne F. Regnault (1), dans une étude sur l'origine des actes en général.

Un des plus faciles à saisir, chez le normal et l'aliéné, est l'**ACTE D'IMITATION**, dont le processus est plus général qu'on ne le croit d'ordinaire. Un acte commis par un individu est vu, ouï, senti par un autre : ce dernier, de suite, le commet lui-même. La représentation cérébrale en est nécessaire pour déterminer la série de mouvements destinés à la reproduire (contagiosité du bâillement, du rire). Or, les aliénés les plus arriérés sont parfois des imita-

1. F. Regnault. *Loc. cit.*

teurs complets (Bigot) (1). Rien de plus commun, chez eux, que de commencer à gâter et à se salir lorsqu'un des compagnons d'asile fait de même.

De plus, la représentation cérébrale au lieu d'être provoquée par l'acte même, peut l'être par un symbole conventionnel : le langage ou l'écriture, le langage surtout. Dans ce dernier cas, la suggestion joue ce rôle énorme qu'entrevoient aujourd'hui les psychologues. Sans doute, l'aliéné, comme les enfants ou les faibles d'esprit, sera moins influencé par le symbole que par l'acte lui-même. Il n'en est pas moins vrai, que le seul fait de demander au gardien devant le malade s'il a gâté ou non, peut non-seulement lui en susciter l'idée, mais même lui suggestionner de le faire.

Par les **ACTES D'EXAGÉRATION**, l'aliéné reproduit en le répétant, en l'amplifiant involontairement (mictions, défécations plus nombreuses, barbouillage plus intense), l'acte d'imitation.

Inversement, nous trouvons l'**ACTE D'OPPOSITION**. Ici l'indiv.du accomplit un acte inverse, sans raisonnement. Cet esprit d'opposition, souvent noté dans le vulgaire, n'a encore, malgré son intérêt, fait l'objet d'aucune recherche scientifique. Chez les aliénés, il acquiert une fréquence vraiment extraordinaire, bien connu de tous ceux qui ont vécu quelque peu dans les asiles. Guislain (2) a souligné, cette *folie d'opposition systématique*. « Certains

1. V. Bigot. *Des périodes raisonnantes de l'aliénation mentale*, Paris, 1877, p. 398.

2. Guislain. *Leçons orales sur les phrénopathies*. Gand, 1852, T. 1, p. 260.

« fous sont d'une opposition dont on ne peut se faire une « idée quand on ne les a pas vus. Il faut les plus grands « efforts pour les déterminer à changer de linge. Ils refu- « sent de se coucher dans leur lit, s'étendent sur le plan- « cher, sur le carreau. Ils ne veulent pas se laver. Ils « s'exposent, tête nue, à une pluie battante ». Et nous ajouterons : Il suffit qu'on leur facilite les moyens d'être propres pour qu'ils se laissent aller sous eux. Cotard (1) a montré la valeur de toutes ces résistances systématiques, dans le délire des négations, en particulier. M. le professeur Joffroy (2), a insisté, dans une de ses leçons, sur cette résistance continuelle, cet entêtement vraiment extraordinaire que présentent certains dégénérés.

Opposition, imitation, tous ces processus se distinguent ici des actes réflexes en ce qu'ils sont spontanés, et des actes psychiques supérieurs en ce qu'ils ne sont pas libres. Ces derniers dominent, bien entendu, toute la classification ; ce sont les actes véritablement conscients, les actes volontaires.

La réaction de l'individu. — Or, à propos de ces actes volontaires, une des premières questions qu'il faille nous poser est celle-ci : comment expliquer l'apparition d'un symptôme aussi dégradant pour la nature humaine, et pour employer l'expression de Schüle, d'un symptôme aussi sauvage, aussi *sous-humain* ?

Il serait intéressant, transportant ces faits au-delà des investigations pathologiques proprement dites, de relier

1. Cotard. *Du délire des négations. Arch. neurol.*, 1882.
2. P. Joffroy. Leçon du 12 mai 1897.

sa genèse aux habitudes générales des diverses sociétés. Sans parler de ces populations sauvages citées par Emminghaus (1), à propos des équivalences ethno-psychologiques des barbouilleurs, il est bien certain que les soins de propreté établissent des démarcations profondes, non seulement entre les peuples du Nord et du Midi, mais encore les diverses classes des habitants d'un même pays (2).

On voit combien les modalités de la volonté pourront varier suivant les individus.

Quoi qu'il en soit, on peut admettre une *opposition générale*, quoique plus ou moins nettement exprimée. Pour qu'un pareil concept puisse pénétrer dans le champ de la conscience et s'y implanter, il faudra qu'il ait triomphé de tendances adverses, résultat de l'éducation, de la vie en commun, des principes religieux etc.

Il y a donc une véritable lutte, plus ou moins consciente, plus ou moins apparente, qu'on peut retrouver nettement dans un certain nombre de cas, précisément les plus intéressants.

Les causes Psychiques conscientes : — En ne prenant maintenant que les cas où le rôle de l'encéphale est véritablement actif, il s'agit donc d'actes qui portent en eux-mêmes, plus ou moins accentué, le caractère d'actes de libre arbitre, tout en se ressentant naturellement de l'influence, sur la volonté, du processus d'excitation générale.

1. Emminghaus, *Psychopathologie*, 1878.
2. Morel, *Loc. cit.*, p. 75.

On verra que, dans ces conditions, le premier terme du processus d'excitation spéciale qui conduit directement au gâtisme, peut être :

a) — une illusion, ou une hallucination centrale ;

b) — une idée (conception délirante, obsession) ;

c) — une émotion ;

d) — ou enfin, ce qui est un cas fréquent, un composé de ces différents éléments.

C'est pour nous reconnaître dans ces cas, qui dépendent évidemment de la nature même du délire, que nous allons demander quelques notions à la séméiologie.

Séméiologie générale. — L'aspect du malade est naturellement bien différent, suivant la forme du délire qui l'accapare, aïgu ou chronique, suivant l'objet des préoccupations délirantes, etc.

Mais il y a un nouveau fait, si fréquent que beaucoup d'auteurs, nous l'avons dit, le réunissent au gâtisme ; c'est le barbouillage, qui a en effet avec lui plus d'un lien de parenté. Ce n'est, en effet, que l'excitation provocatrice de l'évacuation fréquente des réservoirs qui dépasse son but.

Ce n'est donc plus l'acte par inconscience ou par maladresse, tel qu'on pouvait le voir chez les déments, mais bien l'acte accusant son origine psychique par son caractère intentionnel, quoique plus ou moins impulsif parfois. La preuve, c'est qu'il peut s'y ajouter la scatophagie.

Disons tout de suite que ces faits de gâtisme sont assez fréquents. Ils se produisent dans des conditions particulièrement caractérisées par l'augmentation significative de l'excitabilité cérébrale (Schüle). On sait à ce propos combien dans ces cas sont fréquentes les préoccupations ambitieuses, érotiques... Eh bien! il semble que les préoccupations touchant l'évacuation des réservoirs soient aussi fréquentes. Il semble qu'il y ait, dans bien des cas, une véritable mise en jeu des concepts relatifs aux fonctions d'évacuation et qu'il existe, qu'on nous passe le mot, un véritable *éréthisme psycho-sphinctérien!*

II. — L'IMPULSION

Nous commençons par le processus le plus simple, celui où le rôle de la conscience est le plus aisé à définir.

Séméiologie. — Tenant à rester avant tout sur le terrain clinique, nous allons reproduire tout d'abord une observation.

Observation XVI (personnelle).

(service du Pr Joffroy).

Marie F..., sans profession, 25 ans.

Antécédents héréditaires. — Père probablement syphilitique, sujet à des crises d'angine de poitrine. Colères fréquentes. Mère a des tendances à la tristesse, à la méfiance. Tous deux bien portants cependant, non alcooliques. Un frère, bien portant, présente quelques signes de dégénérescence physique, (dents, oreilles), et psychiques (tendances obsidionnelles de nature triste). Cinq frères ou sœurs morts en bas âge, on ne sait de quoi. La grand'mère maternelle avait également des tendances mélancoliques, ainsi qu'une grand'tante, particulièrement triste et méfiante. Pas de suicide, pas d'aliénés dans la famille.

Antécédents personnels. — Pas de renseignements sur les maladies enfantiles, non plus que sur l'époque de la marche, ou de la dentition, ou de la parole. Peut-être des convulsions (?) Cicatrices d'une adénite tuberculeuse suppurée (sous-maxillaire gauche).

Caractère toujours nerveux, impressionnable, irritable. Pleure très souvent, sans motifs. Mais normalement sociable. Pas d'aboulie. Pas de phobies. Pas d'obsessions.

A reçu une certaine éducation ; bonne travailleuse. Mais peu de facultés innées. Manque de jugement. Mémoire bonne. Suggestionnabilité, crédulité. Quoique élevée dans un milieu franc-maçon, quelques tendances mystiques dans la jeunesse.

Pas d'alcoolisme.

Histoire de la maladie. — Un chagrin d'amour, sur lequel nous n'avons que peu de détails (délaissée sans doute par un amant auquel elle était très attachée (1893). En 1894, elle prend la fuite de chez ses parents, à Rouen, s'ensauve dans un village, près de Gaillon, et est retrouvée par la gendarmerie, après une nuit passée à la belle étoile. Remarquons que cette fuite avait été tout à fait brusque et motivée. La malade, auparavant, n'avait donné nul signe de dérangement, que des pleurs auxquels on était habitué. Elle commence aussi à cette époque, à se masturber. La même année, elle se sauve encore une fois, dans les mêmes conditions. Le motif est impossible à connaître, car le mutisme est complet, la malade ne répondant que par oui ou non. Un jour, on la retrouve dans un fossé peu profond, où elle se remplit de matières fécales et d'ordures. Un autre fois, elle saute inopinément par la fenêtre d'un rez-de-chaussée. Elle n'a, d'ailleurs, jamais exprimé d'idées de suicide.

Apparition, à cette époque, d'idées vagues de persécution. Ses parents veulent lui faire du mal. Elle prend en grippe sa mère, qui fait exprès de lui donner des vêtements sales, etc. Elle s'imagine aussi que tous les hommes veulent lui faire la cour. Son père veut faire sur elle des attouchements, son grand-père aussi Elle conserve néanmoins, au milieu de tout cela, une lucidité presque complète.

En 1895, on la conduit à Paris, pour se distraire un peu. Elle demeure alors entre sa cousine et son frère. Les premiers temps de cette nouvelle vie, elle montre quelque gaieté, chante beaucoup. Mais bientôt l'immobilité primitive reprend le dessus. Indifférence invincible. On est obligé de veiller à tous ses besoins repos, habillage, etc.). En même temps, mutisme presque complet. On est obligé de l'interpeller à haute voix pour obtenir d'elle quelque vague réponse. Pas de refus d'alimentation, mais elle ne pense pas à demander à manger elle-même.

Elle regarde ses mains très souvent, sans rien dire, les tournant dans tous les sens — inspecte sa poitrine — tirant sur un petit grain de beauté qu'elle porte, mais proteste quand on lui demande si elle est par hasard malade. Pas d'idées mystiques. Pas d'auto-accusation. Mais des tendances à la mutilation. On lui trouve souvent des ecchymoses sur le corps, le matin.

Persistance des mêmes idées vagues de persécution. Insomnies. Mais ne semble pas avoir d'hallucinations, le jour du moins. Sans motif, urine quelquefois sur son matelas, pour faire des niches à son entourage (?).

Un jour, très brusquement, au moment de se mettre à table, elle va pour jeter un litre de vin à la tête de sa cousine, lui criant : « Il y a 25 ans que vous me nourrissez (sa cousine n'a que 21 ans), vous allez me donner à manger tout de suite ! ».

(Janvier 1897). — C'est pour ces motifs qu'on l'interne à l'Asile. Là, e le présente son ordinaire hébétude des traits et des gestes. Elle reste sur sa chaise presque immobile, sans qu'il y ait difficulté physique des mouvements, mais parce que son élocution à allure absolument passive, n'exige point de gestes. Aucune résistance aux mouvements suscités : mais la spontanéité manque, pour tout. On est obligé de la pousser à se coucher, s'habiller, etc. Les traits sont hébétés, mais cependant capables de se contracter, l'expression des émotions ayant toujours quelque chose de bête et de puéril. De temps en temps un geste minuscule du doigt sur le nez ou sur la tête, et c'est tout.

L'interrogatoire est difficile. La malade ne répond qu'aux questions très simples. Qu'on insiste un peu, elle regarde de l'air bête de quelqu'un qui ne comprend pas, ébauche quelques gestes incohérents, et se tait invinciblement. Elle resterait des heures entières sans parler, regardant seulement de temps en temps par ci par là, d'un air absolument indifférent. Les lambeaux de phrases, oui, non, sont prononcés sur un ton litanique. Il faut d'ailleurs lui parler très doucement. Car sitôt qu'on élève la voix, mutisme absolu, sourd à toutes les menaces.

Pas d'idées de persécution. Elle se dit très tranquille, n'en voulant à personne. Pas d'idées de grandeurs. Pas d'idées mystiques. Quant aux idées mélancoliques délirantes, elles ne semblent pas exister : pas d'idées de scrupules, pas d'auto-accusation. Pourquoi êtes-vous triste ? lui demande-t-on. Je ne sais pas, répond-elle, je ne suis pas triste. Puis elle détourne le regard, sans s'intéresser davantage à la conversation.

Les hallucinations ne paraissent pas exister. La nuit, elle est calme, et dort très bien.

Conscience complète de sa situation, d'ailleurs. — D. Où êtes-vous, ici ? Elle ne répond rien. On lui explique longuement avec force répétitions. Elle finit par répondre : je sais bien que suis aux fous.

Niveau mental de débile, sait lire et écrire. Compte à peu près, mais très lentement. Arrive à faire l'addition de deux nombres, qui lui sont dictés, sans aucune faute. A quelques notions d'histoire, de géographie. A d'ailleurs été en classe jusqu'à l'âge de 12 ans. Mémoire bonne. Se souvient bien des gros faits (son âge, son domicile), cependant, se dit en 1892. Se contredit souvent, particulièrement en ce qui touche l'histoire de sa vie, et de ses extravagances.

L'état physique est bon, seulement, quelquefois, troubles vasomoteurs légers : la figure se colore rapidement par les émotions, la crainte. Les mains sont rouges, légèrement violacées, mais la température en est normale.

Des *signes de dégénérescence physique* : le système dentaire est absolument celui d'une dégénérée ; les deux incisives médianes supérieures sont énormes, deux fois grandes et grosses comme les autres dents, et de plus, très écartées l'une de l'autre. Dans leur écartement basal, exagération du filet muqueux gingivo-labial. La deuxième incisive est à peu près normale, de même que la canine. A la partie inférieure, l'écartement n'existe pas sur la ligne médiane, et les dents sont normales comme implantation, à direction oblique en avant et en haut. De telle sorte que les groupes des incisions canines supérieures et inférieures ne se correspondent pas. Enfin, crénelures nombreuses des incisives. Zézaiement. Asymétrie faciale légère (sourcil gauche, œil gauche un peu plus élevés que du côté droit). Lobule auriculaire mal détaché. Anthélix saillant, hélix peu saillant à sa partie inférieure. Implantation normale. Pupilles égales.

Gâtisme épisodique. — Janvier 1897. Etait en plein état de mélancolie ordinaire, quand se mettant debout, *elle urine tout à coup* sur le parquet de sa chambre. Qu'avez-vous fait là ? lui demanda-t-on. Je ne sais pas, répond-elle comme d'habitude

J'avais envie de pisser, tout simplement. Elle ne recommence d'ailleurs ni dans la journée, ni dans la nuit suivante. On a supposé, sur le moment, que c'était pour ennuyer sa cousine qui, la veille, l'avait grondée. En effet, depuis le début de sa maladie, elle fait souvent exprès de ne pas faire ce qu'on lui demande. Cependant, pas de tendances systématiques à la contradiction. A toujours été obéissante, au contraire, dans sa jeunesse.

Une autre fois, (17 avril), sa cousine trouve derrière le matelas, qu'elle avait rangé comme les autres jours, une large tache d'urine, qui coulait même abondamment. Le lit étant défait et les draps retirés, elle était forcément montée à même sur le matelas, pour gâter. Interrogée sur ce fait, elle commence à nier, elle ne sait pas, C'est parce que, dit-elle, elle avait soudain envie (et cependant ses habitudes sont régulières). Ele a alors, son air légèrement contrarié coutumier.

Pas de maladies organiques des voies urinaires.

Le gâtisme fécal ne s'est jamais présenté.

Ainsi donc, voici une débile, dont la dégénérescence s'affirme par des signes physiques indiscutables, une exagération des sentiments de vanité, de méfiance, et de véritables bouffées délirantes, tout à fait dans la note des cérébropathies dégénératives. La dégénérescence est clairement établie, d'ailleurs, par les antécédents héréditaires.

A quoi pouvons-nous attribuer ce gâtisme épisodique? A une simple méchanceté ? La première fois, tout au moins, la malade avait été tancée par sa cousine, et on peut croire qu'elle cherchait ainsi à se venger. Ce serait là une simple perversion instinctive, qui rentrerait dans le cadre de la conduite habituelle des dégénérés, comme nous le verrons plus loin. Toutefois, le *caractère habituel, plutôt doux et obéissant* de la malade ; ses actes qui se déclarent *d'une manière brusque*, sans période préparatoires de réflexion ou de tristesse (tentative puérile de suicide, fugue, mouvements homicides), et surtout le cachet d'illogisme, d'instantanéité, de décharge, pour ainsi dire, de ces actes, font penser à un processus tout autre.

Psychogénie. — Nous avons vu plus haut qu'il est des actes n'ayant pas forcément pour mobiles des conceptions nettement conscientes. La représentation originelle se traduit alors par un acte avant qu'elle soit arrivée clairement a la conscience, ou bien elle n'y arrive jamais avec une clarté parfaite. C'est dans ces cas que l'acte paraît sans mobile, incompréhensible, aussi bien d'ailleurs à celui qui l'accomplit qu'à celui qui l'observe et le juge ! L'acte apparaît ici comme une contrainte organique plus ou moins associée à une base émotive et venant de la psychique subconsciente. C'est là ce qu'on appelle, en psychologie morbide, l'impulsion. Elle marque l'irritabilité anormale du système psycho-moteur, car alors, il suffit d'une représentation à l'état naissant, pour qu'elle se traduise immédiatement par un acte, passant par dessus la volonté et la conscience, et véritable convulsion vaso-motrice.

Ce sont là des notions de psychogénie un peu abstraites, quoique, à ce propos, l'hypothèse, d'un centre d'images motrices de l'urination et de la défécation soit parfaitement justifiable. Mais, qu'elle puisse être localisée anatomiquement, ou non, cette impulsion à gâter n'en est pas moins très curieuse au point de vue clinique, et dans tous les cas, elle forme, qu'on nous passe le mot, « une localisation physiologique » des plus curieuses.

Au point de vue, plus accessible, de la clinique, il est clair que ces impulsions, comme leurs voisines les obsessions, constituent l'expression la plus haute et la plus significative de la dégénérescence mentale (Magnan (1), Legrain) ; surtout lorsqu'elles sont accompagnées d'une conscience normale dans l'intervalle des accès, et qu'il s'y ajoute toute la série de phénomènes concomitants, angoisse, essai de lutte, soulagement consécutif, que M. Magnan a magistralement décrits. Notre malade qui est non une dégénérée mais une débile, manque de phénomènes réactionnels aussi nets. Mais les caractères de ces actes impulsifs presque toujours les mêmes (fugue, gâtisme) permettent assez de supposer que, dans ce cas particulier, certains centres entrent tout-à-coup en fonction isolément, sans y être sollicité par les besoins du moment. Ils montrent encore plus nettement cette impuissance totale de la volonté à chasser le phénomène qui s'impose...

III. — LES ÉTATS MANIAQUES.

Ce titre de groupe des états maniaques se justifie par ce fait, que nous avons moins en vue le diagnostic nosographique précis de l'affection, que l'état clinique du malade. Bien nous en prend, on le sait. Car il est très difficile d'assurer qu'un état maniaque traduit une manie

1. Magnan et Legrain. *Les Dégénérés*, p. 130.

simple, et non une excitation maniaque de dégénéré, un début de paralysie générale, un stade de la folie intermittente, etc.

Séméiologie. — Dans ces états où la suractivité cérébrale est extrême, où l'attitude du sujet se modifie à chaque minute sous l'influence d'illusions extrêmement fréquentes, et parfois même d'hallucinations, on peut s'attendre à trouver toutes les conceptions intellectuelles, toutes les émotions, et surtout tous les mouvements. C'est bien le *tout au dehors* formulé par M. Magnan (1).

Parmi tous les actes que l'on peut alors rencontrer, la miction et la défécation réitérées sont d'une remarquable fréquence. Il y a à cela des causes multiples. Donnons d'abord un exemple.

Observation XVII (personnelle).

(Service du Dr Magnan).

Mélanie L..., 45 ans, chapelière.

Antécédents héréditaires. — Père mort en 1891 (?) Mère morte depuis longtemps (?). Une sœur, mariée, bien portante. Un frère bien portant

Le début de l'affection n'est malheureusement pas mieux connu que les antécédents héréditaires.

C'est le 14 juillet 1896 que la malade entre à l'admission. Notée sur les certificats, comme alcoolique. Quelques jours d'examen démontrent qu'il s'agit bien d'un délire hallucinatoire aigu, mais que l'alcool y est étranger : entre autres choses, l'inter-

1. Magnan, *Leçons cliniques sur les maladies mentales*, 1893, p. 383.

nement et l'abstinence en particulier, n'y apportent aucune modification.

Agitation d'intensité notable. Cheveux en désordre, gestes désordonnés, loquacité, insomnies complètes.

Langue sèche, mais pas de fièvre (38°1 le soir de l'entrée). Garde-robes normales. Urines normales.

Traitement : régime lacté, œufs, soupe. KBr., 2 gr.

Les jours suivants, l'excitation continue avec les mêmes caractères, n'est pas influencée par la menstruation (18, 19 juillet)

Quand on pénètre dans sa cellule, la malade se retire tout au fond, n'osant pas regarder. Expression d'effroi, d'intensité moyenne. L'agitation éclate bientôt : chants, loquacité, grands mouvements, pas de tendances à frapper. Ramène ses cheveux en avant, sur le front. De temps en temps, un cri rauque, un gémissement, une grimace (rictus, sortie de la langue).

L'agitation paraît bien réglée sur des hallucinations multiples. Hallucinations visuelles : la malade fixe souvent, étonnée ou craintive. Vous n'entendez pas la contre-basse, là haut ? dit-elle, au milieu de ses chants : je l'accompagne ! Il est difficile d'ailleurs de les lui faire décrire : elle répond à côté de ce qu'on lui demande, et, passe à d'autres sujets avec une grande mobilité, pleurant et chantant tour à tour. Cependant, dans un moment de lucidité, la malade déclare n'avoir pas eu, la nuit, de visions d'animaux quelconques.

Dès les premiers jours, le gâtisme apparaît. Tantôt la malade qui est vêtue d'un maillot à large ouverture inférieure fait simplement sous elle (urines et fèces). Tantôt, dans les moments d'excitation plus forte, elle salit son lit, le parquet.

Continuation du même régime. Régime lacté. KBr.

Le 20 juillet, l'état général est bien meilleur. La langue, auparavant jaune sale au milieu et humide sur les bords, n'est maintenant que légèrement saburrale. La température (rectale) se maintient dans les mêmes limites (17 juillet, TS 38. — 18, TM 38 TS. 38,3 — 19, TM. 38,5, TS. 38, 7 — 20, TM. 38,5, TS. 38,8 — 21, TM. 39, TS. 38,6 — 22, TM. 38,6.

L'état mental, par contre, ne s'améliore pas : (20 juillet-6 août) la malade a des crises de colère fréquentes, au milieu de son excitation générale. Elle se barbouille maintenant complètement de fèces, s'en met dans bouche. On a beaucoup de peine à la faire s'alimenter suffisamment.

5 août. — Elévation brusque de température, qui, le soir,

monte à 39,6, de 37, où elle était le matin. Le lendemain matin 39,3 également. Pouls fréquent, légèrement irrégulier. Frissons, sueurs, polyurie. En somme, une série de phénomènes rappelant la phase critique de certaines pyrexies, traitement : lait, benzonaphtol. A partir de ce moment, la malade, qui déjà prenait difficilement son lait, refuse maintenant obstinément toute alimentation. Elle se croit très probablement empoisonnée, et se plaint que tout le monde « lui fasse des mistoufles ». L'alimentation artificielle déjà pratiquée le 4 août, est reprise les 5, 6, 7, 8 et 9.

A partir de cette époque, elle n'est plus nécessaire. Le facies redevient meilleur. Pouls toujours fréquent. Du 10 au 15 août, les températures à moyennes toujours élevées oscillent, celles du soir entre 39, 3 et 39,8, celles du matin entre 37,3 et 38,8. (Traitement : sulfate quinine 0,50). L'appétit est devenu énorme. Urines normales. — Un peu plus tard (du 17 au 27 août), la malade a des oscillations prononcées de la température, (du 16 au 20 ; oscillations des TM entre 36,5 et 37,2. — Oscillations des TS. 37,3 à 37,8). Mais, du 21 au 28, la moyenne est plus élevée (TM : de 38,5 à 39,4, TS 39,3 à 40,1). Diarrhée abondante, on trouve un abcès de la fesse gauche (de quelle origine ?) qui est ouvert le 2 septembre. La température baisse, bien entendu, immédiatement, urines légèrement albumineuses, redeviennent normales le 5 septembre.

Pendant toute cette période (22-23 août) son délire paraît reposer sur des troubles de la sensibilité générale ; il lui a semblé que des infirmières lui coupaient le cou cette nuit. Elle sent les muscles de sa face grimacer. Elle est contrefaite, a une épaule plus haute que l'autre, des battoirs tout ratatinés.

L'état maniaque persiste toujours, mais très diminué : c'est maintenant de l'excitation et non plus de l'agitation.

Mise en présence d'un de ses amis le 17 août, elle avait montré la vivacité de sa mémoire, se rappelant très bien la date, les différentes époques de sa vie, ses occupations journalières, et n'avait manifesté que des plaintes vis-à-vis de son entourage (infirmières) et de ses parents.

L'amélioration de l'état mental marche alors de pair avec celle de l'état physique. Elle dort, commence à s'occuper.

Vers le 25 27 septembre, interrogée sur son délire, elle cherche à se justifier, prétendant qu'elle a toujours voulu manger, mais qu'elle n'a pas pu parce qu'on lui tenait les mains. Elle ajoute qu'elle faisait sous elle parce qu'on ne lui donnait pas le vase, ce qui est évidemment faux. Bref, elle affirme qu'elle n'était pas malade du tout. — Ce n'est que vers le 30 qu'elle veut bien convenir qu'elle a été malade. *Je ne sais pas ce que j'avais*, dit-elle, j'étais poussée à défaire mes vêtements, à faire mes besoins n'importe où... *C'était plus fort que moi... Je le voyais bien, mais trop tard !...*

Rôle des processus réflexes. — Nous avons dit plus haut que les causes de ce gâtisme étaient multiples.

Il semble bien, tout d'abord, qu'on puisse en accuser des troubles organiques proprement dits. Voici comment :

I. — Dans un premier groupe de cas, le délire très intense ne laisse plus arriver aux centres récepteurs que des perceptions confuses. Des excitations visuelle, auditive... même intenses, risqueront de passer inaperçues, et les différentes impressions venues du monde extérieur laisseront le malade indifférent, tout occupé qu'il est de développer le flux d'idées qui jaillissent spontanément. — Mais, à ce compte, les impressions internes ne réveillent plus, non plus, leurs réactions habituelles. Tel maniaque ne sentira plus la faim (refus d'aliments, luttes soutenues pour lui faire absorber quoi que ce soit...), tel autre n'éprouvera plus le besoin de sommeil, ni même le besoin de se reposer. L'excitation générale l'aura rendu absolument inattentif aux appels même réitérés, de la sensibilité générale. Pareil fait se retrouve chez l'individu normal à l'esprit concentré sur de multiples occupations (Professeur Joffroy). Il y a, alors, oubli de l'acte mictionnel, donc rétention d'urine, et incontinence possible secondairement.

II. — Mais c'est bien plutôt les évacuations fréquentes que l'on trouve. L'incontinence, l'intolérance plutôt est alors due à une sorte d'hyperesthésie (Dagonet) (1). Les sphincters se dilatent sous l'influence de l'excitation la plus légère.

Pendant le jour, les malades, si le désordre mental n'est pas trop grand, peuvent encore se satisfaire. Il y a ainsi une sorte de pollakiurie, et c'est tout. — Mais, la nuit, l'incontinence est fréquente, très probablement aidée par l'isolement cellulaire que l'on pratique encore trop généralement, ou dans certains cas, heureusement de plus en plus rares aujourd'hui, où l'on a attaché le malade par une camisole de force, des liens, ou tout autre moyen de contention.

Rôle des processus centraux. — Mais ce n'est pas à ces troubles périphériques d'anesthésie ou d'hyperesthésie qu'il faut attribuer des cas de gâtisme aussi fréquents, c'est à l'état mental lui-même. Il semble, en effet, que les désordres des actes du maniaque relèvent d'une série d'impulsions; car ces actes sont brusques, immédiats, non toujours coordonnés. Bien entendu ce sont de *fausses impulsions* (2), distinctes des impulsions des dégénérés. Nul doute, d'ailleurs, que des transitions puissent exister entre ces deux états (excitations maniaques des débiles, par exemple), le « dynamomètre de l'âme » étant encore à trouver (Falret) (3).

Certes, il y a quelque chose d'inconscient dans ce

1. Dagonet. *Traité des maladies mentales*, p. 228.

2. Bourdin. *Les Impulsions*. Th. Paris, 1894.

3. Falret. *Leçons cliniques de médecine mentale*, Paris. 1854, p. 195.

désordre et il semble que ce soit par une force incoercible que le délire s'implante à la conscience. C'est dans l'exercice involontaire des facultés qu'il faut le chercher, disait Baillarger (1); dès que l'excitation cérébrale survient, les délirants deviennent incapables de diriger leurs idées, elles s'imposent à eux, ils sont forcés de les subir. — Toutefois, il ne faudrait pas croire que le délire s'implante aussi brutalement, et impose ainsi ses exigences, sans que la conscience puisse jamais se révolter. Nous avons fait, plus haut, entrevoir le contraire. Et celle-ci peut quelquefois ébaucher, tout au moins une opposition vague. La mesure de cette résistance et du retard ainsi amené dans l'évolution du processus est, dans les cas différents, des plus variables et dans les proportions les plus larges.

Aussi, il faut bien le reconnaître, elle peut être nulle ou presque nulle.

α. — Dans un premier cas, le complexus des représentations qui amènent le gâtisme a absorbé tout fait psychique possible en toute autre circonstance, sans plus laisser de place à aucun rapport subjectif pour se développer dans le sens d'une contradiction (Linderborn) (2). C'est le cas chez le maniaque. Une conception quelconque se transforme en acte, immédiatement et sans que des représentations de contraste aient examiné et approuvé le motif. Cet acte revêt forcément, par cela même, un caractère d'étourderie et de précipitation. Après coup, le malade est parfaitement capable de l'excuser, le jugeant

1. Baillarger. *Ann. Méd. P.*, 1856, p. 55.

2. Linderborn. *Loc. cit.* p. 332.

lui-même comme un contre-sens, et l'attribuant, sans se justifier, à un motif raisonnable qu'il n'est jamais embarrassé de trouver, étant donnée l'acuité morbide de ses conceptions (Krafft-Ebing) (1).

β. — Dans un deuxième cas, le processus a beau être conscient, la conscience est incapable d'aucune réaction dans le sens d'une preuve, d'une opposition. Et précisément, la conscience ne peut agir parce qu'elle a été elle-même atteinte et affaiblie par la maladie, au cours de laquelle le gâtisme ou le barbouillage se développent, ou bien parce qu'elle est faible héréditairement (Linderborn (2). Cela arrive chez les maniaques dont l'acte insensé est la conséquence d'une idée obsédante dont la transformation en acte ne peut être empêchée. — « Je ne savais ce que je faisais, disait un jeune malade de Morel (3) ; je ne savais non plus ce que je disais. Je devins gâteux. »

γ. — Voici un troisième cas qui relève d'un tout autre processus : l'accélération des représentations. Si les débuts de l'exaltation maniaque sont caractérisés par un état analogue à l'imagination expansive de l'homme normal à qui le vin commence à délier la langue (Krafft-Eling) (4), quand l'exitation se prononce, imperceptiblement et peu à peu la marche des idées devient plus brusque, plus décousue, les associations d'idées en deviennent inintelligibles, tant elles sont précipitées. Un degré de

1. Krafft-Ebing. *Loc. cit.*, p. 112.
2. Linderborn, *Loc. cit.*, p. 333.
3. Morel, *Loc. cit.*, p. 75.
4. Krafft-Eling, *Loc. cit.*, p. 75.

plus, et c'est la fuite, des pensées. Alors l'individu ne peu plus logiquement coordonner tous ces matériaux qui arrivent en masse à sa conscience. Il ne bredouille plus que des phrases détachées, des mots, des syllabes, où l'on peut quelquefois retrouver une liaison des idées par contraste, consonnance, allitération.

Le malade ne trouve pas le temps nécessaire pour qu'un arrêt cérébral lui permette non plus de vérifier l'illégitimité de ses actes. La conscience n'a pas eu le temps de se réveiller, que la malpropreté est déjà consommée.

Voilà donc dans quelles conditions le gâtisme se retrouve chez le maniaque. Ajoutons que, chez un même malade, à des stades différents ou même concomitamment, ces différents processus peuvent se trouver réunis. Ils ne s'excluent nullement.

IV. — LE GÂTISME, FONCTION DE LA PERSONNALITÉ

Le gâtisme, ici, n'est plus passager au point où nous venons de le voir. Il n'est plus, pour ainsi dire, accessoire, extérieur à la personnalité ordinaire, plus ou moins apparente ou submergée par le délire. Il est l'expression même de cette personnalité. Il survient en dépendance d'une antériorité psychique dont il n'est que la fonction conséquente, logique, forcée.

L'origine, maintenant, de cette personnalité ? Ou elle est la suite d'une psychopathie, psychonévrose en général, ayant dépassé depuis longtemps son stade aigu, et finissant par cette création d'une personnalité morbide tout autre (1er groupe). Ou elle paraît comme expression d'un état psychopathique congénital, correspondant, — est-il besoin de le dire? — à un état de dégénérescence implanté sur un terrain préparé le plus souvent héréditairement (2e groupe).

Dans un cas, c'est donc un attribut d'acquisition. Dans l'autre, un attribut d'innéité.

Mais, des deux côtés, remarque essentielle : les malades de cette classe ont ceci des individus normaux, que loin d'agir d'une manière désordonnée ou irrationnelle, ils ont au contraire un but. But délirant ou but vicieux, le but existe. Ils l'entrevoient, le discutent, le mettent à exécution par des actes appropriés, où la volonté joue son rô' ; La conduite, dans son ensemble, manifeste de la réflexion, souvent même un grand bon sens, dans la voie du délire bien entendu. Nous sommes loin de la classe précédente, où cette volonté était chancelante, instable, soufflant comme au gré d'une hallucination, d'une illusion ou d'une idée délirante et trouvant toujours dressée contre elle quoique plus ou moins nettement une opposition de la part de la conscience. Ici, au contraire, c'est la conscience elle-même qui dirige, qui commande, qui agit.

1er GROUPE. — LA PERSONNALITÉ ANORMALE EST ACQUISE. — Il résulte de ce qui précède qu'un acte quelconque peut se produire en rapport de dépendance avec les idées délirantes. Le gâtisme sera parmi ces actes possibles, il comptera aussi parmi les plus fréquents. Toutefois, dans ces cas, il s'agit peut-être moins de gâtisme simple, que d'actes plus compliqués, le barbouillage du corps, le barbouillage des murs, la scatophagie, qui représentent mieux un besoin d'activité toujours empreint d'une si grande exagération.

De prime abord, les conditions et les modalités de toutes ces aberrations semblent innombrables, tant il y a de variétés de délires et tant les formes de l'activité y sont différentes. On peut arriver néanmoins à déterminer un certain nombre de types, les plus communs en clinique, où puissent se rattacher plus ou moins facilement les cas particuliers.

Si, chez certains malades à fond de dégénérescence chargée, les *débiles*, les troubles de la personnalité sont mal systématisés, souvent insuffisants et puérils, tout autres sont les délires des individus primitivement intelligents ou instruits, où la dégénérescence héréditaire n'a point imprimé non plus une marque trop lourde. Cette fois la Personnalité sera transformée *d'une manière systématique* et, par là même, des plus curieuses psychologiquement. Les actes du malade varieront avec l'opinion qu'il se fera de lui-même, et, par suite, les moyens qu'il croira devoir employer logiquement pour arriver à ses fins.

Quelques-uns de nos cas concernent des paralytiques généraux, chez lesquels, on le sait, toute systématisation (1) ne doit pas être forcément exclue. M. Magnan a en effet nettement établi que, à l'occasion de la lésion démentielle un délire systématisé peut éclater spontané-

1. V. Magnan. *Leçons sur les délires systématisés*, p. 222.

ment, sans jalon directeur. Un élément plus profond préexiste, alors, et de loin, à la lésion et au délire : un état mental primitivement défectueux, une prédisposition héréditairement vésanique. Il s'agit surtout de tares dépressives (ascendants mélancoliques, ou ayant accompli une tentative de suicide). Les productions délirantes sont alors surtout des idées mélancoliques qui, moins mobiles, peuvent rester invariables pendant presque tout le cours de l'affection.

Il serait des plus intéressants maintenant d'ébaucher une psychologie des différents concepts qui peuvent directement conduire au gâtisme. Nous ne sachions point qu'un pareil travail ait été fait.

Or, si l'on interroge les observations, on voit que le gâtisme peut survenir dans n'importe quel délire systématisé, ce qui laisse entrevoir pour les phénomènes de gâtisme cette vaste extension et en même temps cette remarquable variété d'allures que nous avons annoncées.

Il peut en effet se lier à toute systématisation, si grossière soit-elle, traduisant le changement de la personnalité.

L'Hallucination cause immédiate. — Prenons les cas les plus simples ; ceux où le phénomène est lié, non pas encore à une série d'interprétations raisonnées, mais à un état psychique moins compliqué, une hallucination par exemple. Sans doute cette hallucination est bien toujours en rapport avec des préoccupations, soit actuelles, soit plutôt de longtemps antérieures à la maladie (Joffroy) (1). Elle n'en est pas moins, dans ce processus déterminateur de mouvements, le phénomène initial.

Observation XVIII (personnelle).

(Service de M. Dubuisson).

Charles L..., âgé de 36 ans, secrétaire de mairie.

Antécédents héréditaires chargés. Père mort depuis longtemps. Mère, 71 ans, tout à fait démente, dont 7 enfants, sur 9 qu'elle a eus, sont morts. Un frère du malade, entre autres, est mort, à 32 ans, enfermé à Bicêtre. Une sœur est morte, il y a quelques années, à peu près folle. D'autres frères et sœurs ont succombé très jeunes à la méningite. Une autre est à l'heure actuelle bien portante.

L..., n'a jamais montré ni grande intelligence, ni grande affection. A toujours été très froid, très égoïste. Très maniaque, très méticuleux dans ses habitudes. Va au café tous les jours, et là, très probablement, absinthe quotidienne ? Après quelques mois de changement d'humeur, d'absences réitérées, de distractions continuelles, L..., se croit, en décembre 1894, atteint d'une maladie grave, la syphilis, qu'il aurait transmise à sa femme. En même temps, il se reproche constamment des vols, des abus de confiance dont il se serait rendu coupable.

Brusquement, un jour, il essaie de s'échapper de chez lui, à demi-vêtu. Quelque temps après, il quitte tout emploi, et vient habiter chez ses parents, à T... Il se soumet alors, sans aucun succès, d'ailleurs, au traitement spécifique. Crises de mutisme, de refus d'aliments pendant plusieurs jours, parle de se donner la mort. Il est un misérable, un voleur. Les hallucinations très probablement visuelles, deviennent de plus en plus fréquentes. Il ne peut tenir en place, s'échappe à Levallois-Perret, chez sa sœur, puis à Bagneux qu'il habite, revient à Triel, d'où il s'échappe encore une fois.

Le 22 janvier 1895, il entre à l'Asile Sainte-Anne, et M. Magnan porte le diagnostic suivant : « Dégénérescence mentale. Dépression mélancolique. Préoccupations hypocondriaques. Halluci-

1. Pr Joffroy. *Leçons cliniques à l'Asile Saint-Anne.*

nations. Frayeurs, excitation par intervalles. Quelques excès alcooliques. » Immobile, les mains dans les poches, le malade se tient dans un coin de la salle, regardant à terre, ne levant que rarement les yeux. Dans l'expression de sa physionomie, il y a quelque chose de douloureux. Quelques tics, alternant entre eux, contractant sa face brusquement, d'une manière répétée. C'est un rictus, par contraction des zygomatiques et du risorius; c'est un allongement en avant de la bouche, auquel succèdent immédiatement l'élévation des commissures ou l'occlusion brusque des paupières. Souvent il mort un coin de la lèvre inférieure ou joint les mains, les frotte l'une contre l'autre avec une expression d'indécision. Le regard est résigné, difficile d'ailleurs à fixer. Le nez est constamment et fortement humide. Les mouvements volontaires sont lents, paresseux, sans énergie. Ce n'est qu'à mi-voix qu'il répond, avec une lenteur, une hésitation marquées. Plusieurs fois il faut répéter la même question.

Le malade présente à plusieurs reprises un œdème assez particulier de la face dorsale des mains que nous avons décrit spécialement (1).

A cette époque, le malade est gâteux par périodes. Il urine alors dans son pantalon aussi bien qu'au lit, toutefois beaucoup plus rarement le jour. Le gâtisme fécal est excessivement rare.

Ces périodes durent de 8 à 30 jours environ.

Revu en 1897, le malade est beaucoup plus éveillé; parle plus facilement, semble beaucoup moins concentré, est capable de prendre part, quoique bien peu, à une conversation tenue en sa présence. Son attention est donc bien plus facile à éveiller, les associations des idées se forment assez facilement. Cependant un léger état anesthésique persiste encore.

Il est toujours gâteux par périodes. Mais le gâtisme urinaire, le seul qui existe, n'a lieu que la nuit. Il a d'ailleurs beaucoup diminué. Le malade refuse souvent d'aller aux cabinets, et il donne souvent la raison de son opposition : il a autant besoin de faire dans son pantalon si ça lui plaît!

Interrogé sur ses idées délirantes, le malade révèle seulement des *hallucinations psychomotrices* qui semblent très actives.

1. M. Manheimer. *Un cas d'œdème des mains chez un mélancolique. Trib. Méd.*, 26 août 1896.

Il a à l'intérieur de lui sept individus : trois femmes, deux demoiselles et deux hommes, qui ont des voix différentes. C'est surtout Fanny et Thérèse qu'il entend (sa femme se nomme Fanny-Thérèse). Fanny parle dans la tête, elle a plutôt des féminités. Thérèse est dans le corps, elle a une voix de rogomme. Elle n'attaque pas le troisième Paris (?).

Le malade à qui la continence sexuelle semble peser, pense souvent à sa femme et se masturbe. C'est sa femme (dédoublée, nous l'avons vu) qui par sa bouche lui donne des conseils : Dérange-toi pour aller payer le lait chez Peuchet! Chante ! (le malade chante alors toute la nuit).

Mais les voix portent fréquemment sur la miction ou la défécation. Fais au lit n'importe où tu seras ! disent-elles (c'est surtout la voix de Thérèse, puisqu'elle est dans le corps. Une autre voix voudrait souvent qu'il aille pisser au quatrième Villejuif.

Chez ce mélancolique qui fait maintenant du délire systématisé secondaire (Verrücktheit secondaire de Kræpelin), l'anomalie sphinctérienne résulte donc d'une hallucination psycho-motrice par laquelle il recoit un ordre et l'exécute passivement, sans se révolter, ni même s'en étonner, l'acceptant comme *à titre de simple indication*. Nous pourrions presque dire que le gâtisme est ici contingent dans l'évolution du délire dont il n'est qu'un incident sans portée.

Dans les systématisations suivantes, nous allons lui voir jouer un rôle plus actif. Il va dériver, cette fois, d'une conception délirante, dans un ordre paralogique. *Il servira au délire dont il dépendra étroitement*, et constituera un réel et influent épisode.

Nous avons déjà fait entrevoir plus haut que les systèmes délirants les plus différents, pouvaient s'accompagner de gâtisme. Nous pouvons répéter, sous une autre forme, qu'un changement quel qu'il soit, de la personnalité, personnalité physique ou intellectuelle, ou affective, selon la classification de M. Ribot (1) aura titre égal à sa genèse : aussi bien la dépression que l'hypertrophie ou la transformation de la personnalité. Mais ce qui est surtout frappant, c'est la fréquence de ce symptôme dans les pertes totales ou partielles de la personnalité, à la faveur alors de certains troubles psycho-physiologiques des plus intéressants.

Perte de la Personnalité. — Quelquefois la personnalité entière est perdue, l'individu niant tout son corps, ou son intelligence, sa volonté. Mais la négation peut aussi se localiser, particulièrement à la personnalité physique. Plus particulièrement encore, à certaines portions de cette personnalité physique, en d'autres termes, à certaines régions déterminées du corps.

En ce cas on trouve fréquemment que ce qui a servi de base à la conception délirante, ce sont des troubles primitifs de la sensibilité générale. Sont-ce là des analgésies spéciales? des modifications profondes de l'habituelle sensibilité musculaire? ou des phénomènes psychiques spéciaux (Fabret) (2) ? Le malade semble en tous cas interpréter, à sa façon, des sensations anormales qu'il éprouve.

Vraiment anormales, en effet, car ces sensations multi-

1. Ribot. *Les maladies de personnalité*, 1888.
2. Falret. *Leçons cliniques de Maladies Mentales*, Paris, 1854, p. 180.

ples qui nous renseignent à tout moment sur la forme, la position de notre corps, ou sont modifiées, ou ont disparu. Si l'individu se plaint de ne plus avoir d'intestin, ou de cœur, c'est que les sensations internes correspondant à ces viscères sont supprimées. Schüle (1) dit que la sensibilité générale est le résultat de la solidarité d'action de l'ensemble des nerfs sensibles, et que chacun des nerfs sensibles peut par suite être considéré comme le correspondant d'une certaine fonction psychique. Eh bien! que cette perte de la sensibilité générale porte, en particulier, sur la sensibilité musculaire des fibres des réservoirs, qu'il y ait anesthésie des muqueuses vésicales, uréthrale, rectale, que ce besoin soit supprimé, comme on voit si souvent supprimés d'autres besoins, tels que l'appétit, le besoin de sommeil, le besoin de respirer, le besoin d'exercice des facultés intellectuelles, etc. Nous arrivons ainsi logiquement à l'incontinence, incontinence urinaire et fécale, le malade refusant systématiquement d'uriner et de déféquer proprement sous ce prétexte, plausible en l'espèce, qu'il n'a plus besoin et ne sent plus rien. Mais comme, bien entendu, la miction et la défécation s'accomplissent naturellement d'elles-mêmes, ne serait-ce que par la voie simplement réflexe, le malade devient gâteux. Il ne s'en aperçoit même pas toujours, au moins immédiatement, s'il y a en plus anesthésie ou hypoesthésie cutanée, ce qui n'est pas rare. — On peut d'ailleurs rapprocher de ces singulières anesthésies localisées celles, bien curieuses aussi, de l'odorat et du goût, qui serviraient

1. Schüle. *Loc. cit.*

souvent de point d'appui occasionnel à la coprophagie (Schüle) (1).

Dans les deux observations suivantes, cette négation des organes conduit, en effet, à une véritable inertie sphinctérienne.

OBSERVATION XIX (personnelle).

(Service de M. Dubuisson).

D..., 42 ans.

Antécédents héréditaires. — Père alcoolique, mort à 60 ans de paralysie, mère morte de congestion cérébrale. Frère alcoolique, *mort aliéné après deux tentatives de suicide par submersion.* Sœur débile psychique et physique (bégaiement). Grands oncles alcooliques.

Antécédents personnels. — Fièvre typhoïde à 10 ans. Syphilis. Habitudes alcooliques (vin blanc habituel, peu d'absinthe).

Histoire de la maladie. — Au début, il y a un an, légère hésitation de la parole, omission de lettres et fautes d'orthographe dans ses écrits. Changement de caractère. Plus tard, étourdissements vertiges. Attaque apoplectiforme (décembre 1896) avec quelques mouvements convulsifs. Depuis affaiblissement musculaire, affaiblissement de la mémoire (perte de ses objets).

Episode délirant brusque d'origine certainement alcoolique, hallucinations visuelles terrifiantes mouvementées, zoopsies. Bruits de voix, d'injures. Chants, sanglots sans motifs. Alternatives d'excitation et de calme. Augmentation de l'embarras de la parole au cours de cette crise. Pas de troubles sphinctériens.

Etat actuel. — Crâne développé, adhérences lobulaires. Assez gras, inerte, plutôt satisfait, sauf dans les moments de colère qui sont fréquents depuis qu'il est à l'asile. Ne regarde le médecin qu'avec défiance. Lui répète, dès sa première question, qu'il veut s'en aller et cela sur tous les tons, éludant toutes les questions par un geste de mauvaise humeur, ne tenant pas à

1. Schüle. *Loc. cit.*

donner d'autres explications. Pourquoi l'a-t-on mis ici ? Il se le demande tous les jours ! Sa sœur qui vient le voir l'encourage d'ailleurs dans ses protestations. Colères violentes qui le poussent à frapper à coups de poing. Pas d'hallucinations auditives actuelles (avril 1897).

On est forcé d'avoir recours aux renseignements du personnel de surveillance. Les premiers temps de son internement (décembre 1896) il se cachait de tout le monde, ne fréquentait personne, était vraiment mélancolique avec des hallucinations qui se sont dissipées bientôt. C'est longtemps après qu'on s'aperçoit un jour à ses chaussons souillés qu'il s'est laissé aller dans son pantalon. Il allait justement se plaindre à un infirmier que quelqu'un près de lui s'était oublié. Quand on lui montre que c'est au contraire lui : Tiens fait-il, ça m'étonne bien — j'en suis tout bleu ! — et partir de ce jour, incontinence fécale continuelle, à moins, quelquefois, par intervalles, qu'on ne le mène aux cabinets. L'incontinence, en tout cas, n'est point perceptible à la conscience. Le gâtisme est diurne et nocturne.

Manifeste pendant toute cette période de gâtisme des *idées de négation* variées. Inutile qu'il aille dans la cour, la cour ne fonctionne pas. Il y a là quelque chose certainement qui ne va pas. Ne veut pas s'habiller, sous prétexte que ses vêtements n'existent pas et qu'il est nu. Il n'a plus rien. Personne d'ailleurs ne viendra plus le voir, enfermé qu'il est dans un mur.

Les idées de négation portent aussi sur la constitution physique. Il ne peut plus prendre son vase, car il n'a plus ni bras, ni jambes. Si son lit est taché c'est que d'autres y sont venus, car ce lui serait bien impossible, à lui, de l'avoir fait.

Observation XX (personnelle).

(Service de M. Magnan).

Judith W..., 42 ans.

Antécédents héréditaires et personnels inconnus, personne n'étant venu voir la malade.

On sait seulement qu'elle a fait une *tentative de suicide* par submersion, et a été internée à Saint-Lazare pour vagabondage.

A son entrée à l'asile (31 juillet 1896), son état mental ne fait aucun doute. Les idées mélancoliques alternent avec les idées de satisfaction, les pleurs avec le rire béat. Le jugement est vicié, la mémoire souvent défaillante. Raconte qu'elle a voulu se jeter à l'eau, mais qu'on est venu à son secours, et qu'elle a bien vite pris la main qu'on lui tendait, on a dû voir ça, dit-elle, dans les journaux. Hésitation de la parole. Pupille droite un peu plus large. Réflexe lumineux aboli. Diagnostic : paralysie générale.

Dans le courant du mois de septembre, la malade prend peu à peu le masque d'une mélancolique hypocondriaque. Des crises de pleurs extrêmement fréquentes ; elle est f...ue. Des moments de vive anxiété, avec contorsions buccales, grands mouvements désordonnés des bras, qui sont manifestement exagérés à dessein.

C'est vers la même époque qu'apparaissent des idées réitérées de négation. Elles ne se sent nulle part, dit-elle en gémissant. Partout, même aux pieds, elle est froide, glacée. Elle est à moitié morte. Quand on veut voir sa langue, elle affirme en sanglottant qu'elle n'en a plus. Elle ne peut plus manger, dit-elle (cependant, son appétit est bon). De plus, elle affecte de se pincer la peau des cuisses à pleines mains, pour démontrer qu'elle ne sent réellement plus rien.

En effet, les sensibilités thermique et douloureuse de la peau sont considérablement diminuées. La sensibilité tactile continue à être perçue. Retard des impressions gustatives, olfactives, les visuelles et les auditives étant normales. Réflexes cutanés diminués. Ses crises d'angoisse et d'anxiété s'accompagnent, en plus, de la peur de mourir, qu'elle avoue constamment.

Quelques jours après (15 septembre), elle n'a plus d'yeux, n'a plus de jambes. Un matin même, comme on lui commande de se lever de dessus le matelas où elle est couchée, aux cellules (car son agitation est notable), elle reste immobile, muette, contrefaisant la morte. Sans une parole, sans un cri, elle ouvre et ferme les yeux alternativement. Quand on lui lève le bras en l'air, ou elle le laisse retomber brusquement, ou elle le maintient dans l'attitude donnée pendant 5 à 6 minutes.

Quelques jours après (30 septembre), elle exprime à haute voix cette idée qu'elle n'existe plus, tout en y mêlant des pleurs et des lamentations. Menstruation. A cette époque, la malpropreté apparait. Tantôt la malade, la nuit, fait dans son vase tantôt elle salit le parquet.

Une tentative de strangulation : elle veut en finir avec la vie, parce qu'elle s'ennuie.

En octobre-novembre, elle refuse souvent de s'alimenter, prétextant qu'elle n'a plus de gorge, plus de nez dans la figure. Il faut un essai de cathétérisme œsophagien, pour qu'elle consente, dorénavant, à manger toute seule.

Des moments d'excitation de plus en plus fréquents. Elle déchire à chaque instant son maillot, se met nue dans sa chambre, etc. Quelquefois, maintenant, le matin, on la trouve toute couverte d'ordures. Quand on la gronde, elle serre les lèvres, ne répond pas, tourne le dos. Elle veut bien, enfin, répondre *qu'elle ne peut pas faire dans son vase.*

Les idées de négation redoublent en effet. A chaque instant, elle se soupèse les seins pour bien constater qu'ils existent. Ses bras sont atrophiés, il n'y a plus rien dedans. Ses cuisses n'existent plus. Avec des mains et des pieds comme ça, qu'est-ce qu'on veut qu'elle fasse? Quand on s'étonne qu'elle ne puisse pas aller aux cabinets comme tout le monde : qu'est-ce que vous voulez? ânonne-t-elle. *Je ne sais pas ! Je ne sens rien !* La mobilité de ses conceptions la fait vite passer, d'ailleurs, à d'autres plaintes. Elle finit, de plus, par croire que ce sont d'anciens voisins à elle qui l'empêchent de manger, et s'entendent pour lui faire des misères.

En janvier 1897. — La démence, les troubles de parole apparaissent dans tous ses discours : Tendances mélancoliques et hypocondriaques persistent encore, avec bouffées d'idées de satisfaction. Onanisme. Pas d'amaigrissement. Etat général bon.

Diminution de la personnalité. — En ce qui concerne la dépression, l'amoindrissement de la Personnalité, en dehors des formes nommées délires mélancoliques systématisés, nous ne trouvons rien d'aussi net. En effet, bien souvent, les conceptions du mélancolique tel qu'on l'entend généralement, ne sont pour ainsi dire que fragmentaires. Il se plaint-lui même du vide de son intelligence, de sa contrainte de pensées, de l'impossibilité de persévérer dans une idée et de la suivre jusqu'au bout. Emminghaus (1) a même pu parler de conceptions obsédantes arrivant en foule. — Mais le phénomène qui nous intéresse le plus ici est l'*absence totale de volonté*, bien différente de celle de l'imbécile, bien que l'attitude passive de ces deux genres de maladie se ressemble assez (Krafft-Ebing) (2).

Certes le mélancolique pourrait avoir une volonté virtuellement très vive. Malheureusement ses manifestations en seraient devenues impossibles. — On peut en accuser :

A. — D'abord la conviction qu'il a de ne pouvoir atteindre ce qu'il désire (Cotard) (3). Par suite de la diminution de confiance en lui-même et du changement de son état général, il peut supposer entre autres choses qu'il ne pourra désormais plus éviter une incontinence, produite une première fois, par exemple, dans un moment d'anxiété. N'ayant plus de confiance dans sa puissance à réaliser son désir, il cesse alors de vouloir.

B. — Puis un sentiment de déplaisir généralisé. Tout mouvement psychique qui consisterait pour lui à prendre des mesures de propreté même élémentaires s'accompagne comme tous les autres d'une douleur psychique indéfinissable. Aussi renonce-t-il au mouvement : telle l'im-

1. Emminghaus. *Psychopathologie*, p. 199.

2. Krafft Ebing. *Loc. cit.*, p. 113.

3. Cotard. *Etude sur les maladies cérébrales et mentales*, Paris, 1881, p. 303.

mobilisation d'un membre ou du thorax dans des névralgies invétérées....

C. — Enfin des phénomènes d'arrêts très particuliers. La transformation des conceptions en actes moteurs est devenue plus difficile. La représentation n'est plus assez puissante pour susciter le mouvement. Le malade s'essaie à le faire avec beaucoup de peine, mais il n'y réussit pas, ou qu'imparfaitement (Krafft-Ebing) (1).

Observation XXI (personnelle).

(Service du professeur Joffroy).

Angèle S..., 30 ans.

Antécédents héréditaires. — Père âgé de 55 ans, caractère emporté. Mère débile mentale, porte de nombreux stigmates de dégénérescence (strabisme, asymétrie faciale, oreilles trop grandes) ; a 40 ans ; à sa ménopause, attaques épileptiformes avec symptômes de neurasthénie. Une sœur aînée est morte à six mois, une autre à la naissance.

Antécédents personnels. — Pendant sa grossesse, sa mère paraît avoir eu un délire mélancolique avec idées hypochondriaques. Accouchement difficile et long. Dents à 8 mois, convulsions à 15. Parole à 18 mois. Marche à 15. Fait ensuite de bonnes études, paraît même bien douée. Apprentissage à 14 ans. Bonne ouvrière. Réglée à 15 ans irrégulièrement. A 16 ans, phobies suscitées par la vue d'un homme qui passe, d'un chien qui court. Aucun excès. Premier internement (mai 1881) de 2 ans de durée. (Pas de renseignements). A 19 ans, fièvre éruptive indéterminée.

Histoire de la maladie. — Depuis, presque continuellement en état de dépression avec mutisme sans que les conceptions délirantes semblent bien actives. Sommeil, appétit, bons. Pas d'idées de suicide. Quelquefois des mouvements violents, (frappe une voisine, brise des carreaux), survenant avec les menstrues.

1. Krafft Ebing. *Loc. cit*, p. 113.

Etat acuel. — Etat de profonde dépression. Assise les mains jointes, sans bouger, sans parler pendant des heures entières. A les plus grandes peines à se mouvoir, marche même à petits pas, le dos absolument courbé. Le faciès déprimé, très peu mobile, exprime une vague préoccupation. Pas d'hallucinations actuelles. Pas d'anxiétés.

Attention difficile à fixer, détourne d'ailleurs les yeux quand on lui parle.

Mutisme absolu. Mais comprend, quoique avec lenteur, tout ce qu'on lui dit. Manque absolu de volonté, passivité totale. S'habille à peu près toute seule, mais met très longtemps. Ne prend aucune précaution de propreté à ses repas. Pas d'impulsions brusques depuis qu'elle est à l'asile.

Il ne paraît pas y avoir d'affaiblissement, se prête assez intelligemment aux mouvements de la main qu'on veut lui faire faire.

Peau sèche, très peu sensible au pincement.

Manque d'appétit, langue sale, digestions lentes. Mains fortement hypothermiques, à coloration normale.

Pouls 60, petit, faible, irrégulier. Respiration lente, mêlée de soupirs.

Gâtisme. — La malade fait indistinctement sous elle ses urines et ses matières fécales, très fréquemment même, plusieurs fois par jour. Elle va pour cela sous la galerie, après le repas, machinalement, comme automatiquement ; et là, elle urine tout debout ; mais quelquefois aussi n'importe où elle est, quelquefois même étant assise.

Elle va aux cabinets quand on lui commande, même si elle vient de faire (*aboulie*). La nuit, même chose. Indistinctement, elle perd ses urines ou ses fèces. On doit la changer tous les matins sans exceptions.

N'oublions pas un symptôme très particulier à ces états mélancoliques, signalé par Girard de Cailleux (1) le premier ; chez un malade amélioré, l'oubli des conditions hygiéniques appropriées, l'exagération ou la diminution d'une fonction quelconque, et particulièrement l'action du

1. Girard de Cailleux. *Loc. cit.*, *Ann. méd. Psych*, 1853, p. 601.

froid, augmentent la stupeur et produisent de nouveau le symptôme gâter.

Ce phénomène est attribué par Girard à la dépression du système nerveux. Il s'explique très aisément aujourd'hui que l'on commence à entrevoir le rôle important dans les états mélancoliques de la vaso-motricité, cérébrale ou périphérique, et que l'action sur les parois vasculaires, des influences chimiques (auto-intoxications....), ou physiques (froid, chaleur....) se vérifie dans des rapports de plus en plus étroits.

Rappelons les délires qui viennent souvent se greffer sur ces états mélancoliques, et qui commandent, à leur tour, l'incontinence. Un *hypocondriaque*, observé par M. Dagonet, ne voulait pas aller à la selle, de peur qu'une pareille perte n'eût des résultats déplorables pour son assimilation. Un délirant avec *syndrôme de Cotard* pourra craindre, par exemple, qu'une miction volontaire n'offense l'humanité tout entière, etc.

Hypertrophie de la personnalité. — Ici l'idée délirante est bien nette. C'est ainsi que dans un délire de grandeurs le malade peut gâter pour obtenir des fèces qu'il croit de l'or, ou de l'urine, qu'il croit, par exemple, du champagne (1). C'est là, pour le dire en passant, une idée qui traduit beaucoup moins l'amplification d'un délire systématisé que l'énormité, l'absurde énormité d'un paralytique habitué à « millionner ».

Transformation de la personnalité. — L'évacuation

1. Nous avons observé ce cas chez un paralytique (service de M. Dubuisson), mort six mois après (1895). Nous ne le publions pas parce qu'il est d'une observation plutôt fréquente.

volontaire est ici répétée. Il s'agit surtout du *persécuté* qui, en butte aux méfiances, aux calomnies de l'entourage, cherche des moyens, tous les moyens possibles, de réaction, et devient peu à peu un persécuté actif. Il peut voir alors dans le gâtisme, soit un moyen, peu flatteur, à la vérité, de combattre ses persécuteurs, — soit dans d'autre cas, un véritable talisman, capable de déjouer les ruses qu'on accumule autour de lui.

Enfin certains cas relèrent d'une altération encore plus curieuse de la personnalité. Par exemple, cette observation de Morel, trop peu complète pour qu'on puisse lui donner une étiquette exacte.

Observation XXII (Morel) (1).

Mme X... est, depuis 9 mois, dans un état maniaque avec intermittences, pendant lesquelles oubli absolu des convenances. Un jour sa famille vient la voir. On l'habille avec soin, on organise une petite soirée. Tout va bien, lorsque tout d'un coup s'adressant indignée à une dame de la société : Comment est-il possible Mme X... (Elle donnait à cette dame ses propres noms à elle), que vous tombiez dans un tel oubli de convenances, vous, si bien élevée ? Vous n'avez-même pas l'intelligence d'un enfant de 2 ans qui demande à faire ses besoins ! » Cette malade venait de gâter dans ce moment même. — Elle adressait souvent les mêmes reproches à sa gardienne.

Deuxième groupe. — La personnalité anormale est innée. — La personnalité, ici, n'est plus acquise occasionnellement : elle dépend d'un état psychopathique con-

1, Morel. *Loc. cit.*, p. 77.

génital, constitutionnel. On comprend, en effet, que pour arriver, sans délire prononcé, à un tel degré de dépravation, il est nécessaire que des causes morbides, d'essence héréditaire, plus que personnelle, aient entravé le développement régulier des centres nerveux. Les individus dont il s'agit présentent, en effet, à l'état permanent, des tares intellectuelles ou morales, faciles à dépister dès le plus jeune âge. Ce sont des anormaux psychiquement et physiquement, des *dégénérés*, en un mot tels que les ont créés Morel et Magnan.

Les tares intellectuelles en question sont de nature assez importante pour avoir précisément servi à étayer une classification (idiots, imbéciles, débiles, dégénérés proprement dits). Mais ces tares intellectuelles nous intéressent moins directement que les *tares morales* qui viennent s'y associer. Celles-ci sont même si souvent prédominantes par elles-mêmes, qu'elles masquent, pour ainsi dire, les autres défectuosités, commandent le tableau clinique. La prédominance chez certains, du défaut de moralité, la perversité parfois étonnante du caractère servent à délimiter ce groupe de gâteux, volontaires au premier chef. Ils forment un groupe spécial dans la classification de Schüle (1). Les degrés d'ailleurs en sont variables, du simple vice de caractère qui rend l'individu relativement supportable, à l'être complètement immoral et incapable de s'adapter aux exigences de la loi sociale (2).

Chez eux, le gâtisme pour Schüle relève de deux stigmates qu'on peut appeler fondamentaux. Ce sont : 1° Du

1. Voir plus haut, p. 20.
2. Ballet. *Traité de médecine*, t. VI.

côté affectif, la déviation des tendances se traduisant par exemple, par la prédilection pour des choses répugnantes (anesthésie psychique de Romberg) ; 2° Du côté moteur, une certaine convulsibilité (acquise quelquefois), véritable poussée à l'imitation.

Rien d'étonnant maintenant à ce que nous retrouvions chez ces dégénérés, si suggestibles, les actes volontaires suscités par l'*imitation directe*. Ajoutons-y l'*instinct d'opposition* étudié plus haut (1).

Une observation de Morel est bien typique à cet égard, le malade, bien que rangé parmi les maniaques, — (l'observation est assez peu complète) — semblant être un fou moral, en état passager d'excitation.

Observation XXIII (Morel) (2).

Nous avons à l'asile de Maréville, un maniaque chez lequel l'oubli des convenances est porté à un point extrême. Il gâte non seulement ses vêtements, mais ceux des autres malades. Parfaitement capable de parler des sciences médicales qui ont fait l'objet de ses occupations dans ce monde, il entretient conversation sur ce sujet avec toutes les apparences de la raison, et dans le cours de la conversation, il urine dans son pantalon Il porte à un tel point l'oubli des convenances et le cynisme des expressions, qu'il scandalise d'autres malades dont l'intelligence semble plus obscure que la sienne. Mais son observation et des renseignements certains, nous apprennent, que depuis deux années déjà, avant son entrée, il faisait, sous ce rapport, la désolation de sa famille. L'oubli des convenances était poussé assez loin pour faire soupçonner une maladie que la famille n'osait pas encore s'avouer complètement.

1. Schüle, *Loc. cit.*, p. 671.
2. Morel. *Des gâteux dans un asile d'aliénés*, etc. *Ann. M. P.*, 1850, p. 74.

Dans cette autre observation, il s'agit moins d'un fou moral, proprement dit, que d'un imbécile, suivant la classification de M. Magnan.

OBSERVATION XXIV (personnelle).

(Service de M. Dubuisson).

Paul J.., 23 ans.

Antécédents héréditaires. — La mère est bien portante cérébralement, impotente seulement des jambes. Le père, charbonnier, est bien portant. Trois sœurs mariées, ont des enfants normaux. Dans les collatéraux, on ne connait aucun idiot ou épileptique.

Antécédents personnels. — Né à terme. Accouchement normal. Pas de convulsions. N'a marché qu'à 4 ans, a parlé seulement à 7 ou 8 ans.

Etat physique. — J... est un véritable infirme, au physique comme au moral. La taille de 1 m. 33 centimètres, le poids de 37 kilos. Développement du tissu adipeux sous-cutané. Malformation cranio-faciale. Tête grosse. Pas de goître. On sent même, à la partie antérieure du cou un corps thyroïde qui semble rudimentaire. Colonne vertébrale manque de l'incurvation lombaire. Bassin élargi, d'allures féminines.

Atrophie des organes génitaux (testicules, verge). La verge minuscule, émerge même d'un bourrelet en capuchon rappelant le capuchon clitoridien. Descente testiculaire en 1896 seulement. A cette époque, les seins deviennent assez volumineux, tels qu'ils sont restés actuellement. Apparition de poils pubiens.

Etat physique. — Voix nette, mais gutturale, par saccades. Parole accompagnée souvent d'un rire niais.

Attention facile à fixer. Comprend assez bien ce qu'on lui dit. Ne sait ni la date actuelle, ni depuis combien de temps il est à l'asile (3 mois dit-il, au lieu de 6 ans !). Il n'a jamais pu apprendre à lire ni à écrire — ni aucun métier, malgré plusieurs essais. Incapacité de se diriger. Diagnostic de M. Magnan : Imbécilité.

Peu affectueux, n'aime sa sœur que parce qu'elle lui apporte des friandises. D'un caractère ordinairement doux, quand on ne le touche pas, J... a des moments d'impatience et de colère vraiment très mauvaises. Il ne craint pas de maltraiter sa mère quand elle lui refuse par hasard du tabac. Injurie tout aussi facilement les gardiens, et même un peu tout le monde.

Pas orgueilleux. Gourmand, glouton. Paresseux.

Espiègle. — Quelques tendances à voler (les mouchoirs des autres malades).

Onanisme depuis 1890. Très fréquent, plusieurs fois par nuit, même en pleine rue. N'a lieu que lorsqu'il est seul. Aurait jadis retroussé les jupes d'une petite fille. Aucune pudeur. Tendance à l'exhibitionnisme).

Gâtisme. — A été mis à son entrée au quartier des gâteux. Mais le gâtisme, fécal ou urinaire, est *absolument volontaire.* Quand J... n'est pas content, il déchire parfois ses habits. Mais il aime surtout à se laisser aller dans son pantalon, il pousse même l'impudence jusqu'à appeler alors le gardien pour le changer et quelquefois même, à l'en avertir à l'avance? Il arrive souvent aussi que pareil fait se produit quand, au milieu de ses occupations puériles avec un autre malade, il ne veut point par paresse se déranger.

On le voit: le mobile à invoquer est, ou la paresse, ou, bien plus souvent, le désir de nuire. Pas d'idée délirante, pas d'hallucination impérative. Ces malades ont la parfaite conscience de ce que la coutume et la société exigent. Mais ils se rendent malpropres, parce qu'ils savent troubler par là le bon ordre et les idées admises, et se doutent de l'embarras, de la peine, de la colère qu'ils causeront aux médecins, aux surveillants, etc. Le barbouilleur délirant évitait la société, réussissait d'autant mieux à ses fins qu'il était plus seul. Le perverti, au contraire, a besoin de la société des autres, il la recherche, pour la satisfaction de sa perversité. Le fond égoïste est visible: plus le malade atteint son but, plus il a d'aise et, pour ainsi dire, de soulagement, le plaisir étant chez lui en exacte proportion avec la douleur produite chez autrui (Linderborn (1). On trouvera dans Trélat (2) quelques exemples de malpropreté repoussante chez quelques-uns de ces malades.

D'autres fois cette déviation du sens moral à forme spéciale peut chez des individus à antécédents héréditaires fortement chargés, n'apparaître que tardivement, les cas antérieurs ne relevant que de l'extravagance. Telle la malade suivante, dont M. le Dr Briand a bien voulu nous raconter la très curieuse histoire.

Observation XXV (personnelle).

(Service de M. Briand).

Femme de 55 ans, à antécédents héréditaires et personnels très chargés. (tentatives de suicide etc.) d'une excellente éducation et d'intelligence assez vive, puisqu'elle avait été longtemps employée à la Banque de France. Elle se rendit peu à peu si insupportable à son entourage par ses réclamations, (réaction de persécutée), ses gémissements, (réaction hypochondriaque), que l'internement fut jugé nécessaire. A l'Asile, quoique d'un aspect normal, d'une lucidité complète, elle se rendait bientôt absolument intolérable par ses exigences incessantes et ses interprétations délirantes de persécution, quoiqu'il n'y eût pas de délire proprement dit. Mise aux agitées, elle gâte alors avec une préméditation extraordinaire, faisant 5, 6, 10 fois par jour, des efforts de défécation, salissant de ses fèces très méthodiquement les murs, les bancs de la cour, jusqu'aux autres malades, et, prise sur le fait, niant effrontément. On la

1. Linderborn, *Loc. cit.*, p. 338
2. Trélat, *La folie lucide*, 1861, p. 225.

change de quartier, elle cesse comme par enchantement, mais recommence quelques mois après.

Cette malade, morte aujourd'hui, était restée dans cet état pendant huit ans consécutifs. Toute son activité morbide était concentrée sur ces faits de gâtisme et de barbouillage. Pas d'autres actes trop étranges de sa conduite. Pas d'affaiblissement intellectuel. Pas même de délire proprement di'.

N'est-ce pas bien là un type d'éréthisme psycho-sphinctérien à manifestation vraiment systématique?

Dégénérés délirants. — Il est à peine besoin d'ajouter que chez des dégénérés de ce genre, les mêmes phénomèmes de gâtisme se produiront d'autant mieux qu'apparaîtra un processus délirant ordinaire. Ils présentent en effet des tendances bien connues aux accès de délire, en général passagers, véritables bouffées délirantes (Magnan), guérissant d'ordinaire aussi rapidement qu'elles sont survenues. Le gâtisme, chez ces malades, pourra donc relever à la fois de l'état congénital et de l'excitation infra-corticale et corticale qui s'y ajoute. Et cela d'autant plus aisément que la constitution psychopatique altérée, n'apporte qu'une opposition très relative aux processus d'excitation intercurrente.

Bien plus, dans certains cas d'excitation du plus haut degré, remarque Schüle (1), ce serait le renouveau de la vie cérébrale que manifesterait l'élévation proportionnelle des tendances malpropres !

Les simulateurs. — Cette imbécilité peut être simu-

1. Schüle, *Loc. cit.*, p. 680.

lée. Un individu arrêté pour vol, observé par Smieloff (2), manifeste subitement une incohérence et une agitation qui représentent grossièrement une agitation maniaque de débile. Entre autres choses, il gâte de son mieux, et va même jusqu'à la scatophagie. — Un autre cas de gâtisme absolu, bien fait pour apitoyer l'entourage, se retrouve chez un simulateur de mélancolie stupide, dépisté par M. Magnan (1).

1. N. J. Smieloff. Soc. de Neurol. et Psychiâtrie de Kazán, 26 nov. 1896.

2. V. Magnan. *Recherches sur les centres nerveux*, p. 514.

TROISIÈME PARTIE

LES GÂTEUX A L'ASILE

Jusqu'à présent nous avons étudié le gâtisme dans ses processus primitifs, spontanés, pour ainsi dire, n'envisageant l'affection qu'en elle-même, suivant son libre cours, sans modifications thérapeutiques quelconques.

Influence de l'internement. — Or, sitôt que le malade a franchi le seuil de l'Asile — parce qu'il est dangereux ou pour tout autre motif, — voici qu'un autre facteur entre en jeu : c'est l'isolement loin des siens. Changement de milieu, changement d'habitudes, changement de régime, vie nouvelle en un mot. On comprend l'influence énorme que pourra ressentir de ce chef le gâtisme, — même supposé épisodique primitivement — dont l'évolution et par conséquent le pronostic pourra ainsi changer du tout au tout.

D'autre part, la question se pose parallèlement, de savoir si parmi les aliénés vivant au dehors, le gâtisme survient sous la même forme et avec la même fréquence,

C'est là, on le conçoit, une grave question dont la solution est des plus importantes, pratiquement. Pour la résoudre, il faudrait que, sur tous les certificats d'admission médicaux fut mentionné le symptôme gâtisme. Or, dans l'état actuel des choses, rien n'oblige le médecin à le signaler, et il le néglige, en effet, le plus souvent. En Allemagne, comme il existe des imprimés que remplit le médecin traitant, en particulier le Kreisarzt, où sont énumérées, entre autre, ces questions : le malade est-il gâteux? le malade se préoccupe-t-il de ses soins de propreté? se couvre-t-il d'ordures, au contraire ? — on peut trouver tous les éléments d'une statistique à ce sujet.

C'est ce qu'à fait Linderborn (1), en compulsant tous les certificats d'admission à l'asile de Hubertusburg, de 1880 à 1883. — Il a, pour la clarté des résultats, éliminés : les paralytiques généraux avancés, les aliénés offrant des troubles cérébraux ou spinaux justifiant, à eux seuls, le gâtisme ; enfin tous ceux déjà internés auparavant. — Restaient alors 337 malades. — Parmi ces 337, 2 (= 0,59 0/0) avaient gâté avant leur entrée (un imbécile et une débile maniaque), qui étaient barbouilleurs ; et 18 (13 femmes, 5 hommes) (= 5 0/0) étaient gâteux simples.

Si l'on remarque que cet asile reçoit des aliénés de toute espèce, sauf des épileptiques, et que les cas récents sont la grande minorité, on doit donc se demander si le nombre de cas de gâtisme et de barbouillage à rapporter à l'internement seul, tel qu'il se pratique actuellement, ne

1. Linderborn. *Loc. cit.* p. 356.

doit pas être très grand, beaucoup plus grand même que ne l'indiquent les auteurs ?

La question se transforme alors en celle-ci :

1° Les malades soignés *hors des asiles* se trouvent-ils dans des conditions qui puissent faire prévoir une plus grande rareté du gâtisme, et plus spécialement du barbouillage ? Oui, d'après Linderborn (1). Le malade est mieux gardé et soigné chez lui, parmi ses proches. Il y trouve cette direction constante, dont la régularité doit devenir une seconde nature. De plus, sans qu'il faille appeler spécialement son attention sur ce point, il sait, de longue date, les moyens et l'endroit où il peut se satisfaire alors qu'il ne peut ou ne veut s'orienter dans les larges chambres des asiles qui lui sont complètement inconnus. Plus l'asile est grand, plus tel ou tel des besoins des malades a d'ailleurs chance de passer inaperçu.

2° Les *dispositions mêmes des grands asiles* sont-elles pour quelque chose dans ce développement de la malpropreté? Linderborn l'affirme aussi. Nous pourrions comme lui rappeler les dispositions fâcheuses, quelquefois des pavillons, l'encombrement de ceux-ci, l'union dans le même asile de catégories de malades trop hétérogènes, le trop petit nombre des médecins, l'insuffisance de nombre et de responsabilité du personnel, l'insuffisance des ressources budgétaires.

Mais il y a des causes plus directes, et il est certain que l'*imitation*, dont nous avons signalé plus haut l'influence, peut, surtout dans un asile encombré, faire des ravages considérables.

1. Linderborn. *Loc. cit.* p. 355

On peut rappeler aussi cette cause générale qu'invoque M. Toulouse (1) : certains malades présentent naturellement une diminution de la volonté et de l'activité. L'asile leur est néfaste : ils mènent une existence trop douce, réglementée de façon trop étroite, y vivent, en somme, dans des conditions antisociales. Ce serait le cas de citer Esquirol (2) lui-même, persuadé cependant de la vertu thérapeutique de l'Asile : « Qui oserait assurer que l'isolement n'a jamais été nuisible ? Oui, il a nui quelquefois, parce qu'il est de la nature des choses que les meilleures ne soient pas toujours exemptes d'inconvénients... Il n'appartient qu'au médecin expérimenté de le prescrire ».

Quelques exemples typiques, choisis entre une infinité de réactions individuelles, parmi nos malades chroniques, vont nous montrer comment le gâtisme, d'épisodique qu'il était primitivement, *peut se prolonger indéfiniment* chez certains de nos malades d'asile. K... est un paralytique général qui ne présente pas ordinairement d'opposition systématique aux gardiens. Mais on a beau le mener aux cabinets à heures régulières, et user, au besoin, de menaces, il ne veut point faire, pas même se mettre en position, quoiqu'il ait certainement encore la possibilité d'une association d'idées aussi simple. En revanche, il se laisse aller, sous lui, quelques minutes après. Un autre, R..., ne manifeste point en général d'opposition systématique. Il consent quelquefois à faire aux cabinets. Mais,

1. E. Toulouse. *Les causes de la Folie*, p. 368.
2. Esquirol. *Des maladies mentales*, II, 775.

le plus souvent, il y va, très platoniquement, et se laisse aller longtemps, 1/2 heure, 1 heure après. Il injurie alors quiconque le blâme et, montre, sur ce seul point, une mauvaise volonté absolue.

Autre cas, des plus curieux aussi, d'autant qu'il concerne une malade de 57 ans, qui n'a que très peu d'affaiblissement intellectuel. C'est une tabétique avancée, de plus aveugle, qui a des interprétations délirantes de persécution (craintes d'empoisonnement, de vol, etc.) Elle a surtout peur d'être importune aux imfirmières, qu'elle sait très occupées. Aussi ne demande-t-elle pas le vase, Elle se contente, une fois son besoin satisfait dans le lit, d'appeler l'infirmière, quand elle l'entend passer occasionnellement. Jusque-là, elle attend tranquillement, très résignée. Les infirmières, occupées à nettoyer quelqu'autre malade, la nettoiront bien, elle aussi, à son tour, sans maugréer !

Ces quelques cas montrent nettement un des résultats de cette vie artificielle que l'Asile procure à quelques-uns de ses hospitalisés : Paresse, mauvaise volonté, opposition systématique, vague sentiment de rancune contre le personnel entrant en jeu, ils se laissent aller, escomptant bien un nettoyage qui leur évitera toute peine !

N'est-il pas certain que si le nombre des infirmiers était très augmenté, et surtout les salles infiniment moins vastes, moins encombrées, et, par suite, moins propices à la contagion de l'exemple, si les malades enfin étaient exercés à se lever quelque peu dans la journée, quitte à rester dans un fauteuil, la fâcheuse complication pourrait être indéfiniment reculée ? Ces faits sont d'un intérêt d'autant plus grand, que la grosse question des *colonies familiales* est aujourd'hui à l'ordre du jour.

Nous avons surtout en vue ici les gâteux au début. Il est évident que pour les gâteux complets et définitifs, l'Asile, somme toute, est encore l'endroit que leur offre la plus grande somme de confortable, d'hygiène et de soins appropriés.

2

Influence de l'isolement cellulaire. — Voyons maintenant, sur les gâteux *agités*, cette fois, l'influence, extrêmement intéressante, de l'isolement cellulaire. On isole bien moins, aujourd'hui. Et avec raison. Un des premiers effets de l'isolement cellulaire est, en effet, de pousser aux actes sauvages, de provoquer le gâtisme volontaire. Il y a, même, un rapport étroit entre ces deux facteurs (Schüle). A cela, il y a une foule de raisons (besoin d'occupation, impulsion au mouvement, désir de vengeance), sur lesquelles nous ne pouvons insister, car elles se rapportent plus à l'étude du barbouillage qu'à celle du gâtisme proprement dit. Ces deux phénomènes sont d'ailleurs connexes, le gâtisme provoquant au barbouillage lorsque les soins du personnel sont insuffisants, fait trop fréquent dans les quartiers de cellules. Citons à ce propos cet exemple de Linderborn : on entre dans une cellule barbouillée çà et là de matières fécales, à première vue d'une manière désordonnée. En regardant de plus près, on s'aperçoit que les traces en conduisent à la porte et à la fenêtre. Il s'agissait d'un malade à évacuation inconsciente, qui, par contre, se rendait compte peu après de sa malpropreté. N'ayant point dans sa chambre le vase nécessaire, il s'était épuisé en vain à appeler l'infirmier : l'enquête montrait en effet que, désireux de porter ses ordures au dehors, il s'était souillé seulement par maladresse, chemin faisant (1). Tous ces détails sont à noter : car, si c'était bien là un malade barbouilleur au sens général du mot, du moins ne l'était-il devenu qu'involontairement, qu'artificiellement pour ainsi dire. Ce sont là des pseudo-barbouilleurs, pour traduire le terme, employé par Linderborn, d'Unrichtliche Schmierern : Et cette distinction a son importance pour le pronostic. Rappelons aussi cet exemple, donné par Krafft-Ebing d'une intermittente, gâteuse volontaire à chacune de ses entrées à l'Asile (1870-1881) et qui, à sa troisième entrée (1883), resta tout à fait propre pendant toute la durée de son excitation, l'isolement cellulaire ayant été supprimé pour un motif quelconque.

Nécessité de l'observation par le personnel de surveillance. — Quelques considérations pratiques se rattachent étroitement à cette étude de pathogénie et de séméiologie.

On s'est rendu compte, dans tout ce qui précède, de la difficulté très réelle qu'il y a parfois, à décider, dans l'appréciation séméiologique du gâtisme : s'il est primitif ou secondaire, — s'il dépend de l'évolution naturelle de la maladie dont il forme une conséquence logique et, pour ainsi dire, attendue, ou s'il survient, au contraire, comme un phénomène surajouté, par négligence du per-

1. Linderborn, *loc. cit.*, p. 351.

sonnel ou toute autre cause occasionnelle. Un essai de traitement rationnel ne sera évidemment possible de ce côté, que si l'on connaît bien la nature de l'état psychique à invoquer. Certes toute comparaison serait audacieuse avec la médecine générale, où l'on connaît, dans nombre de cas, assez exactement la nature d'une infection, ou d'une diathèse pour essayer, non sans succès, comme on sait, de faire de la clinique pathogénique. En clinique psychiatrique, on le comprend, les moments sont infiniment plus complexes, si difficilement définissables même, que trop souvent, de mêmes états psychopathiques sont interprétés par les divers auteurs dans les sens les plus différents. Néanmoins, là aussi, on peut espérer qu'en remontant à l'affection primitive, dont le gâtisme n'est qu'un signal ou un symptôme, et en assurant à cette affection les soins qu'elle comporte, on pourra obtenir l'amélioration attendue. Bien plus, dans certaines psychopathies, on pourra, en combattant directement l'idée fausse, arriver aux mêmes fins.

Mais, et nous ne saurions trop le répéter, ce qu'il faut d'abord et surtout, c'est l'observation ininterrompue et attentive. Laissons cette boutade de Schüle (1), que les malades nous sont confiés, non pour l'observation mais pour la guérison. Guérison et observation, séméiologie et thérapeutique sont ici liées aussi bien, pour le moins, que partout ailleurs.

Aussi est-ce une institution excellente que la création de *salles d'observation*, telles que nous les voyons fonc-

1. Schüle. *Loc. cit.*

tionner à l'Asile de Hubertusburg, par exemple. Il y a là, dans les pavillons d'hommes et de femmes, sur un total de 400 malades, une section de 20 lits réservés aux malades gâteux ou suspects de gâtisme.

Mais ce n'est pas tout. Il y a plus à faire à notre avis. Nous ne pouvons oublier la proposition de von Gudden (1) dans le journal de Wernicke, à laquelle se rallie B. Lewis (2). Il faut que le médecin puisse recueillir des observations très complètes. Pour cela, en plus de l'organisation d'une surveillance étroite du gâtisme des malades suspects, basée sur la vigilance soutenue des gardiens et gardiennes, il faudrait, chaque jour, faire prendre *en écrit* par ceux-ci, les différents phénomènes qui se présentent à leur observation en insistant en particulier sur les troubles des sphincters. Il suffirait que les salles dites salles d'observation, fussent pourvues d'un personnel spécial se relayant à intervalles convenables.

A cette proposition Von Gudden joint les moyens pratiques, pour le personnel, de reconnaître les différents symptômes concomitants. Schüle a publié les tables analogues qu'il emploie à son Asile d'Illenau. Ludwig (3) a montré, lui aussi, tout le parti qu'on pouvait tirer de ces procédés tabellaires.

Voici les questions demandées par Linderborn. Elles forment un véritable *Tableau séméiologique*.

1. Von Gudden. *Tagesbericht der Kreis Wernecke*, Wurzbourg 1869.
2. M. Bevan Lewis, *Loc. cit.*, p. 285.
3. Ludwig. *Congrès des Aliénistes allemands à Eisenach* (mai 1874).

TABLEAU

pour le personnel de surveillance.

NOTA. — Le nom du malade *souligné* signifiera qu'il y a gâtisme fécal ; non souligné, qu'il y a simplement gâtisme urinaire.		Est-il en cellule ?	A-t-il fait dans ses vêtements ?	A-t-il fait dans son lit ?	A-t-il fait par terre ?	S'est-il barbouillé ?	L'occasion de gâter s'est-elle présentée ?	Est-il agité sans crier ?	A-t-il crié ?	Cherche-t-il à briser ?	Se déshabille-t-il ?	A-t-il de l'excitation sexuelle (ou. Onanisme ?)	Est-il muet, ou parlant peu ?	Est-il immobile, ou peu mob.	OBSERVATIONS (Mange ses aliments, etc.)
LE JOUR	LA NUIT														
Noms des malades	Noms des malades														

CONCLUSIONS

Terminons par quelques vues d'ensemble qui puissent servir de conclusions.

L'individu normal commande à ses sphincters, nous avons vu dans quelles limites physiologiques. Dans la déviation systématique du caractère (acquise, innée), il y a, *avec une vraie prédilection*, déviation de ces actes au gré des conceptions délirantes. — Qu'une rupture se fasse dans l'équilibre des phénomènes psychiques, et qu'il y ait incohérence entre les mouvements et les causes qui devraient le provoquer, on a le tableau des états démentiels, où l'incontinence arrive d'abord à l'état intermittent, ou pour s'aggraver, dans la suite, ou au contraire pour disparaître de très longtemps (rémissions). — Enfin que la conscience soit totalement impuissante, parce qu'éteinte (comas) : la miction et la défécation sont livrées à l'*action du simple réflexe*. C'est le phénomène réduit à sa plus simple expression, et qui peut, nous l'avons vu, revêtir des modalité variables.

Qu'on admette l'existence d'un *centre cérébral volontaire pour les mouvements sphinctériens*, et l'on s'explique son abolition, fonctionnelle dans les états comateux (*paralysie*), plus nettement organique dans les démences avancées, — en même temps que ses viciations dans les états démentiels (*dyspraxie*) ou son exaltation fonctionnelle (*éréthisme*), dans nombre de vésanies.

La *séméiologie* est forcément très variable selon ces différents états cérébraux. L'incontinence est, en tous les cas, un des phénomènes les plus importants à noter dans les observations, tant pour l'intérêt théorique que pour l'intérêt pratique qui s'y rattache.

C'est qu'en effet, cet intérêt pratique concerne, comme partout ailleurs en pathogénie, le diagnostic, le pronostic et le traitement. Quelques mots seulement pour en montrer la valeur.

Sans doute, c'est malheureusement le **TRAITEMENT** de la psychopathie que cette étude de pathogénie intéresse le moins à l'heure actuelle. Car le traitement ne changera pas, il restera le *traitement étiologique* de la maladie primitive, si seules les causes psychiques sont à invoquer. Chez les maniaques, les bains prolongés, les calmants de toute sorte ; chez les mélancoliques, les stimulants au contraire, moraux et physiques (hydrothérapie). Mais, c'est le plus souvent, surtout dans les vésanies, au traitement moral, tel que nous l'avons vu pratiquer par nos maîtres, qu'il faudra avoir recours. Ici, on mettra en jeu tout ce qui pourra refréner la perversion morale du dégénéré vicieux : l'intimidation, la discipline sévère. Là, surtout chez les délirants, on s'attachera à dissiper, toujours avec bienveillance, les erreurs et les illusions, chaque fois que cela sera possible.

Si l'on a pu déterminer la part du phénomène réflexe, on pourra s'adresser aux médicaments nervins proprement dits, et faire ainsi un véritable *traitement symptomatique.* Chez l'anxieux, on calmera l'hyperesthésie par les médicaments dépresseurs des réflexes et paralysant les fibres lisses, en particulier la belladone sous forme de poudre ou d'extrait (0 gr. 025 à 0 gr. 10). Dans les états de dépression, on relèvera au contraire la tonicité par la noix vomique (0 gr. 025 à 0 gr. 10).

Dans tous les autres groupes de cas, qui doivent se restreindre de plus en plus, on aura recours au seul *traitement prophylactique.* Il a lui aussi son importance : ce n'est pas chose si facile que de surveiller alors de très près *l'hygiène alimentaire* qui doit être substantielle et de facile digestion ; *l'hygiène du lit, les soins de propreté générale, la régularité des fonctionnements* (accoutumance à des heures déterminées). Même la seule indication de ce traitement prophylactique porte en elle-même son intérêt, en ce qu'elle donne l'occasion de veiller au malade plus particulièrement encore.

Beaucoup plus que le traitement, le **DIAGNOSTIC** doit, dans l'état actuel des choses, bénéficier de l'étude du gâtisme.

Sans doute, DANS LES ÉTATS D'INCONSCIENCE, le diagnostic nosologique est largement facilité par l'étude des autres symptômes, quelquefois même l'aspect seul du malade.

Mais il en va tout autrement de la plupart des psychopathies. Nous avons appris à y reconnaître un *signe précoce, souvent insoupçonné, des* DÉMENCES, et vu quelle influence peut avoir son apparition, quand il est ainsi précoce, sur le diagnostic si souvent hésitant, et cependant d'un intérêt si puissant, entre la démence sénile et la démence paralytique, en l'absence d'autres symptômes différentiels.

DANS LES VÉSANIES, il signalera : ici, l'apparition de la *confusion mentale*, venant compliquer une dépression mélancolique, un délire hallucinatoire aigu ; là, *l'anxiété*, accompagnant les conceptions, obsessionnelles ou non. Dans tel délire systématisé, enfin, *il mettra sur la voie de l'évolution réelle des conceptions délirantes.*

Mais c'est surtout la détermination du **PRONOSTIC**, d'une importance vraiment capitale en psychiâtrie, qui se trouvera modifiée.

DANS LES ÉTATS D'INSCONSCIENCE, le gâtisme, par ses modalités différentes, donnera, pour ainsi dire, *la mesure de l'insensibilité cérébrale* (rétention des cas faibles, incontinence absolue des cas graves) et sa disparition annoncera le retour prochain à l'état normal.

DANS LA PARALYSIE GÉNÉRALE, il représentera soit la paralysie périphérique, soit, bien plus souvent, *le degré de l'inertie cérébrale.* Il est alors toujours d'un pronostic grave, tempéré seulement par la possibilité des rémissions dans les cas de simple incontinence urinaire, parfois même de gâtisme complet (Observation VI).

Il est encore plus particulièrement à noter DANS LES VÉSANIES. Si, *dans les états à grand fracas, il ne représente qu'un épisode sans importance, et à pronostic bénin,* en revanche, *dans les formes chroniques, quand il traduit le manque de dégoût, la perversion des sentiments les plus élémentaires, quelque épisodique qu'il soit alors, il annonce l'incurabilité, souligne la ruine psychique.*

Tel est, d'une manière générale, le pronostic du gâtisme pour l'évolution de l'*état mental*. En ce qui concerne l'ÉTAT PHYSIQUE, il n'est pas d'un intérêt moins remarquable. Les données pathogéniques modernes établissent déjà l'*évolution plus rapide de toutes les infections*, et surtout de la tuberculose pulmonaire, chez ces malades, en état constant d'opportunité morbide.

Mais, on le sait, les altérations locales elles-mêmes, en particulier les *escarres*, souvent si étendues et à évolution si rapides si elles ne sont point soignées, peuvent suffire à hâter le dénouement fatal.

Nous croyons donc avoir raison de parler continuellement de l'intérêt scientifique et pratique du sujet. C'est que *l'attention du médecin et du personnel de surveillance doit être également attirée*. N'y a-t-il pas là, sur le même plan qu'une question scientifique de la plus haute valeur, une véritable question d'humanité ?

BIBLIOTHÈQUE NATIONALE RF IMPRIMÉS

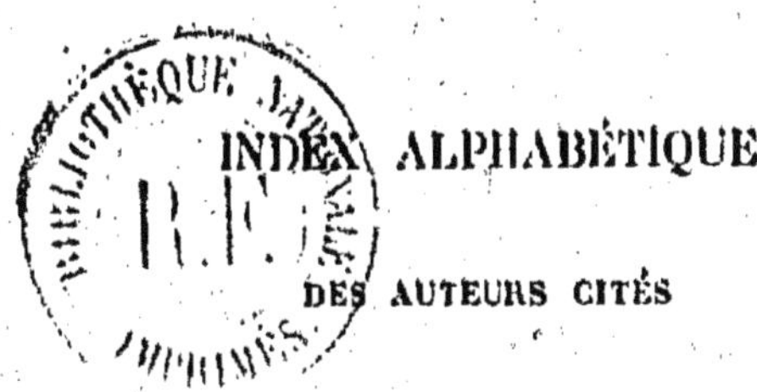

INDEX ALPHABÉTIQUE

DES AUTEURS CITÉS

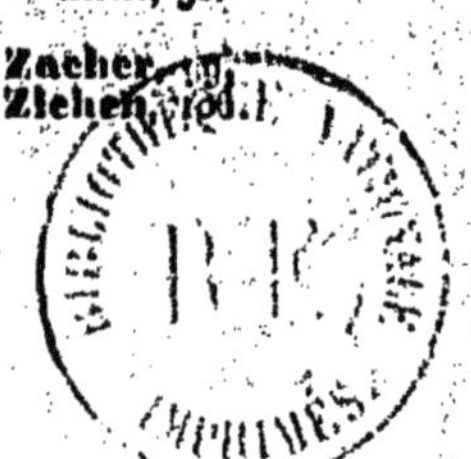

H. Jouve, imp. de la Faculté de Médecine, 15, rue Racine, Paris

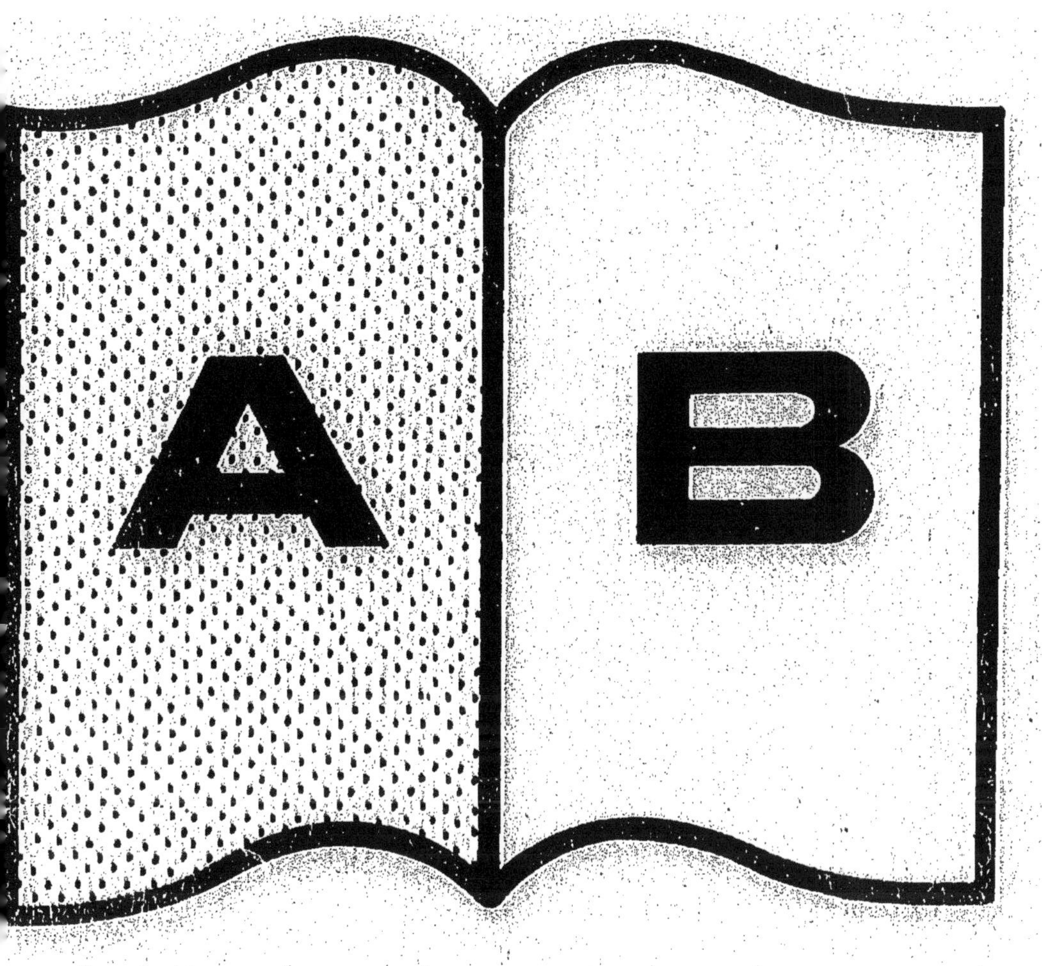

Contraste insuffisant

NF Z 43-120-14

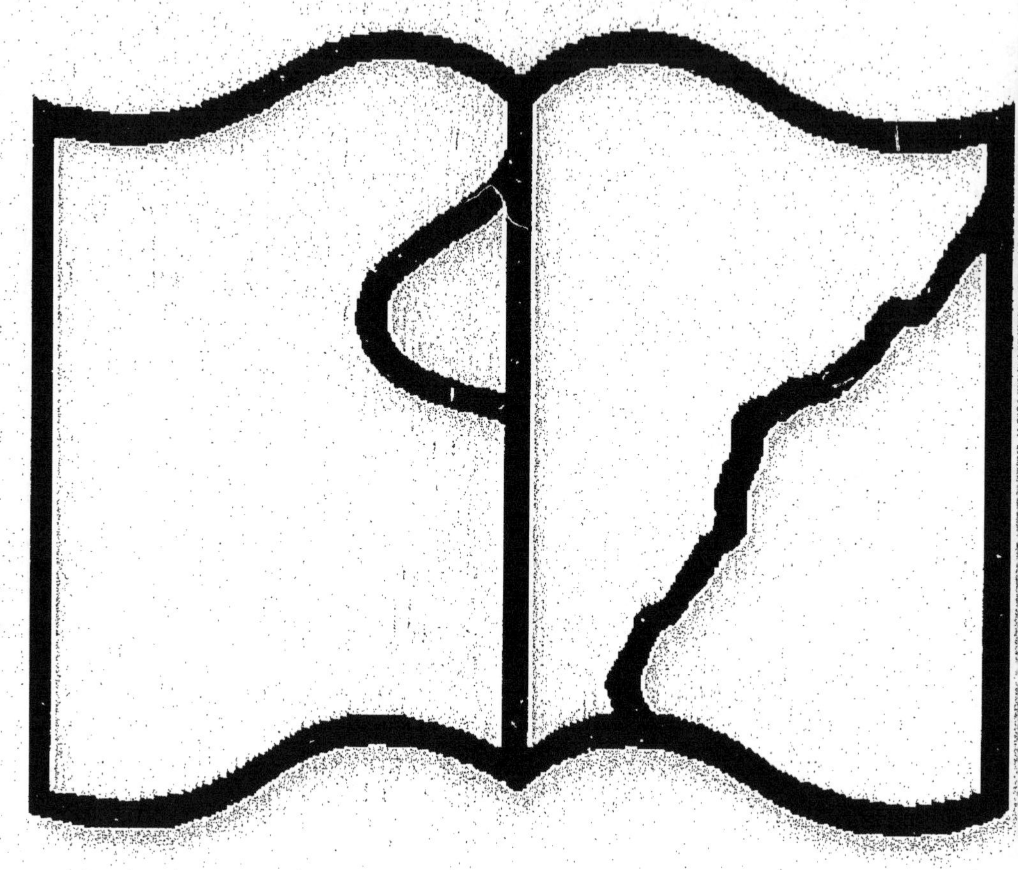

Texte détérioré - reliure défectueuse

NF Z 43-120-11

www.ingramcontent.com/pod-product-compliance
Ingram Content Group UK Ltd.
Pitfield, Milton Keynes, MK11 3LW, UK
UKHW021941200726
13856UKWH00005B/787